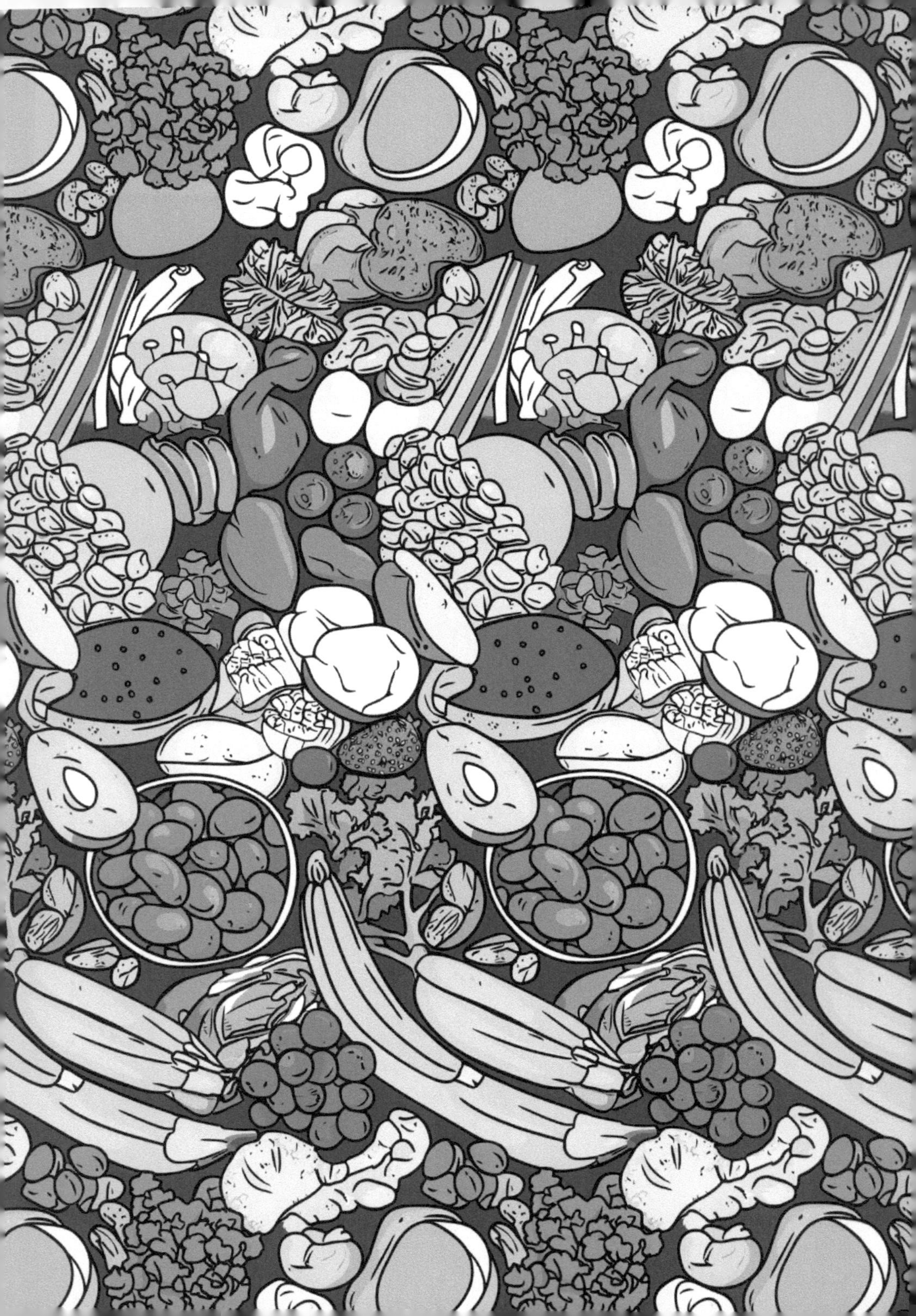

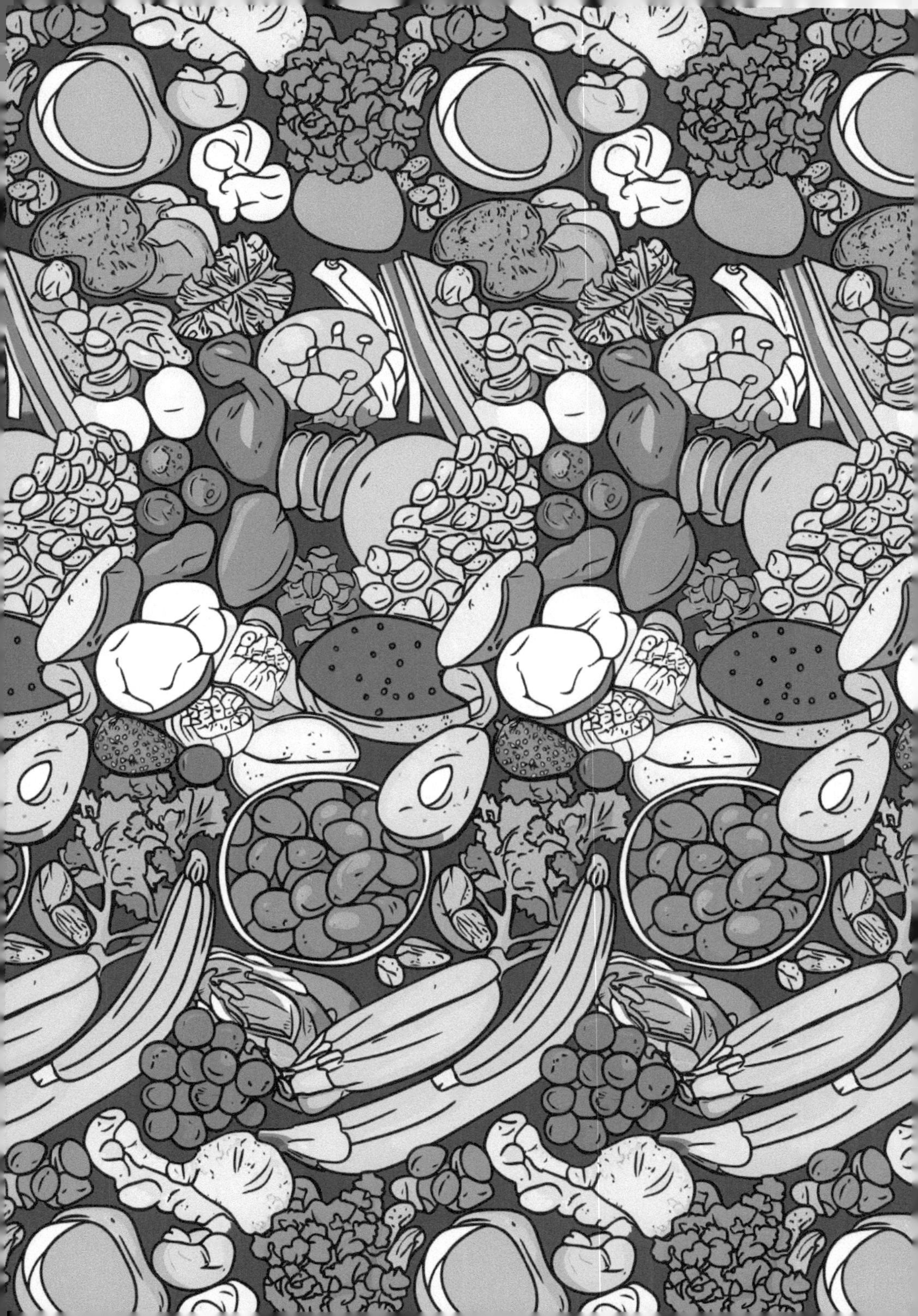

Mentions légales

Saage Media GmbH
c/o SpinLab – The HHL Accelerator
Spinnereistraße 7
04179 Leipzig, Germany
E-Mail: contact@SaageMedia.com
Web: www.SaageMedia.com
Commercial Register: Local Court Leipzig, HRB 42755 (Handelsregister: Amtsgericht Leipzig, HRB 42755)
Managing Director: Rico Saage (Geschäftsführer)
VAT ID Number: DE369527893 (USt-IdNr.)

Éditeur: Saage Media GmbH
Publication: 02.2025
Conception de la couverture: Saage Media GmbH
ISBN Broché (fr): 978-3-384-53346-3
ISBN Ebook (fr): 978-3-384-53347-0

Mentions légales / Avis

Les liens externes et les références aux sources énumérés dans ce livre ont été vérifiés au moment de la publication. L'auteur n'a aucune influence sur la conception et le contenu actuels et futurs des pages liées. Le fournisseur du site web lié est seul responsable des contenus illégaux, incorrects ou incomplets ainsi que des dommages résultant de l'utilisation ou de la non-utilisation des informations, et non la personne qui renvoie à la publication respective via des liens. Toutes les sources externes utilisées sont répertoriées dans la bibliographie. Malgré un contrôle minutieux du contenu, nous n'assumons aucune responsabilité pour le contenu des sources externes. Les opérateurs des sources citées sont seuls responsables de leur contenu. Les images et les sources de tiers sont marquées comme telles. La reproduction, le traitement, la distribution et tout type d'exploitation en dehors des limites du droit d'auteur nécessitent le consentement écrit de l'auteur ou du créateur respectif.
Ce livre a été traduit de l'allemand. Des écarts par rapport à l'original ou des erreurs de traduction ne peuvent être totalement exclus. Toutes les sources citées dans le livre sont disponibles en anglais. Nous déclinons toute responsabilité pour d'éventuelles inexactitudes ou malentendus de contenu résultant de la traduction.
Les données des diagrammes qui ne sont pas explicitement marquées d'une source ne sont pas basées sur des études mais sont des hypothèses non contraignantes pour une meilleure visualisation.
Ce livre a été créé à l'aide de l'Intelligence Artificielle (IA) et d'autres outils. Entre autres, des outils ont été utilisés pour la recherche, l'écriture/édition et la génération d'illustrations décoratives. Malgré les vérifications, des erreurs ne peuvent être totalement exclues. Nous tenons à souligner que l'utilisation de l'IA sert d'outil de support pour offrir à nos lecteurs une expérience de lecture de haute qualité et inspirante.

Les références et citations contenues dans ce livre ont été soigneusement recherchées et reproduites dans leur sens. L'interprétation et la présentation du contenu cité reflètent la compréhension de l'auteur et ne correspondent pas nécessairement à l'intention ou à l'opinion des auteurs originaux. Pour les citations paraphrasées, les déclarations principales des sources originales ont été intégrées dans le contexte de cet ouvrage au mieux des connaissances et des convictions, mais peuvent s'écarter des formulations originales et des nuances de sens en raison du transfert et de la simplification. Toutes les sources utilisées sont entièrement répertoriées dans la bibliographie et peuvent y être lues dans l'original. La responsabilité de l'interprétation et de l'intégration contextuelle du contenu cité incombe à l'auteur de ce livre. Pour les questions scientifiques et les informations détaillées, il est recommandé de consulter les sources originales. L'auteur s'est efforcé de présenter des sujets scientifiques complexes de manière généralement compréhensible. Des simplifications et des généralisations ne peuvent être exclues. Aucune garantie ne peut être donnée quant à l'exactitude technique et l'exhaustivité des présentations simplifiées. La reproduction paraphrasée des citations et des découvertes scientifiques est effectuée consciencieusement conformément à la loi sur les citations selon § 51 UrhG et à toutes les dispositions pertinentes sur le droit d'auteur d'autres pays. Lors de la simplification, du transfert et éventuellement de la traduction de contenu scientifique dans un langage généralement compréhensible, des nuances de sens et des détails techniques peuvent être perdus. L'auteur ne revendique aucun droit sur les œuvres citées et respecte tous les droits d'auteur des auteurs originaux. Si une utilisation non autorisée est détectée, l'auteur demande d'en être informé pour prendre les mesures appropriées. À des fins académiques et lors de l'utilisation comme référence scientifique, il est expressément recommandé de se référer aux sources originales. La présentation simplifiée sert exclusivement à l'information scientifique populaire.
Les recommandations et stratégies nutritionnelles contenues dans ce livre pour les maladies inflammatoires chroniques de l'intestin ont été soigneusement recherchées et vérifiées. Néanmoins, elles ne peuvent en aucun cas remplacer un conseil nutritionnel individuel ou un traitement médical. En raison de la complexité de la maladie de Crohn et de la colite ulcéreuse, ainsi que des intolérances et des évolutions de la maladie propres à chaque individu, les réactions à certains aliments et régimes alimentaires peuvent varier considérablement. Les concepts nutritionnels et les plans de repas présentés doivent être compris comme des guides d'orientation. Avant de mettre en œuvre les stratégies nutritionnelles décrites, il est impératif de consulter le médecin traitant et/ou un nutritionniste qualifié. Cela est particulièrement vrai en cas de poussées aiguës de la maladie, de prise de médicaments ou de maladies concomitantes. Les connaissances médicales et les recommandations thérapeutiques dans le domaine des maladies inflammatoires chroniques de l'intestin évoluent constamment. Les informations contenues dans ce livre correspondent à l'état des connaissances au moment de l'impression. Tous les noms de marques et de produits mentionnés sont protégés par des droits de marque et appartiennent à leurs propriétaires respectifs. Les sources scientifiques utilisées sont listées en annexe.

Bendis Saage

Alimentation et MICI: Guide des Maladies Inflammatoires Chroniques de l'Intestin

Stratégies nutritionnelles pour la Maladie de Crohn et la Rectocolite hémorragique - De la phase aiguë à la rémission

82 Sources
42 Diagrammes
61 Images
7 Illustrations

Chers lecteurs,

nous vous remercions sincèrement d'avoir choisi ce livre. Par votre choix, vous nous avez non seulement accordé votre confiance, mais aussi une partie de votre précieux temps. Nous en sommes très reconnaissants.

Les maladies inflammatoires chroniques de l'intestin touchent environ 400 000 personnes en Allemagne, avec une tendance à la hausse. Une alimentation appropriée joue un rôle central dans l'évolution de la maladie et la qualité de vie des personnes atteintes de la maladie de Crohn et de colite ulcéreuse. Mais quels aliments sont tolérables ? Comment éviter les carences nutritionnelles ? Et comment réussir à avoir une alimentation équilibrée malgré les restrictions ? Ce livre pratique offre des stratégies scientifiquement fondées pour le quotidien alimentaire avec des MICI. De l'apport en nutriments lors d'une poussée aiguë à l'adaptation nutritionnelle à long terme, tous les aspects pertinents sont expliqués de manière compréhensible. Des instructions concrètes pour le choix des aliments et la planification des repas aident à mettre en pratique les connaissances théoriques. Avec ce guide, vous gagnerez en confiance dans la gestion de votre maladie et pourrez adapter votre alimentation à vos besoins individuels. Prenez maintenant votre alimentation en main - pour un meilleur bien-être et une qualité de vie accrue avec des MICI.

Ce guide vous fournit des informations faciles à comprendre et pratiques sur un sujet complexe. Grâce à des outils numériques développés en interne qui utilisent également des réseaux neuronaux, nous avons pu mener des recherches approfondies. Le contenu a été structuré de manière optimale et développé jusqu'à la version finale pour vous fournir une vue d'ensemble bien fondée et facilement accessible. Le résultat : vous obtenez une vision complète et bénéficiez d'explications claires et d'exemples illustratifs. La conception visuelle a également été optimisée grâce à cette méthode avancée afin que vous puissiez rapidement saisir et utiliser les informations.

Nous nous efforçons d'atteindre la plus grande précision, mais nous sommes reconnaissants pour toute indication d'erreurs possibles. Visitez notre site web pour trouver les dernières corrections et ajouts à ce livre. Ceux-ci seront également intégrés dans les éditions futures.

Nous espérons que vous apprécierez la lecture et découvrirez de nouvelles choses ! Si vous avez des suggestions, des critiques ou des questions, nous attendons vos commentaires. Ce n'est que par un échange actif avec vous, les lecteurs, que les futures éditions et œuvres pourront devenir encore meilleures. Restez curieux !

Bendis Saage

Saage Media GmbH - Équipe

- www.SaageBooks.com/fr
- support@saagemedia.com
- Spinnereistraße 7 - c/o SpinLab – The HHL Accelerator, 04179 Leipzig, Germany

Accès rapide aux connaissances

Pour garantir une expérience de lecture optimale, nous souhaitons vous familiariser avec les principales caractéristiques de ce livre :

- **Structure Modulaire :** Chaque chapitre est autonome et peut être lu indépendamment des autres.
- **Recherche Approfondie :** Tous les chapitres sont basés sur une recherche approfondie et sont étayés par des références scientifiques. Les données présentées dans les diagrammes servent à une meilleure visualisation et sont basées sur des hypothèses, non sur les données fournies dans les sources. Une liste complète des sources et des crédits d'images se trouve en annexe.
- **Terminologie Claire :** Les termes techniques soulignés sont expliqués dans le glossaire.
- **Résumés des Chapitres :** À la fin de chaque chapitre, vous trouverez des résumés concis qui vous donnent un aperçu des points clés.
- **Recommandations Concrètes :** Chaque sous-chapitre se termine par une liste de conseils spécifiques pour vous aider à mettre en pratique ce que vous avez appris.

Matériel bonus supplémentaire sur notre site web

Sur notre site web, nous prévoyons de mettre à votre disposition les documents exclusifs suivants :

- Contenu bonus et chapitres supplémentaires
- Un résumé global compact
- Une version dramatique audio. (En cours de planification)

Le site web est actuellement en construction.

www.SaageBooks.com/fr/
alimentation_pour_les_maladies_inflammatoires_chroniques_de_li
ntestin-bonus-TPAOJY

Table des matières

- 3. Stratégies nutritionnelles au cours de la maladie
  - 3. 1 Nutrition en phase aiguë
    - Formes d'alimentation faciles à digérer
    - Apport hydrique
    - Régime de réalimentation après les poussées
  - 3. 2 Phase de rémission et réalimentation
    - Augmenter l'apport alimentaire
    - Réintroduire les aliments
    - Composition des repas
  - 3. 3 Adaptation nutritionnelle à long terme
    - Apport nutritionnel adapté aux besoins
    - Planification équilibrée des repas
    - Rythmes réguliers des repas

- 4. Mesures nutritionnelles complémentaires
  - 4. 1 Suppléments nutritionnels
    - Utilisation ciblée des préparations vitaminiques
    - Substitution de minéraux
    - Supplémentation en oligo-éléments
  - 4. 2 Soutien à la digestion
    - Cultures probiotiques
    - Aides digestives végétales
    - Préparations enzymatiques
  - 4. 3 Tenir un journal alimentaire
    - Créer un journal des symptômes
    - Documenter les tolérances
    - Identifier les habitudes alimentaires

1. Bases de l'alimentation en cas de maladies intestinales

Comment notre alimentation influence-t-elle l'évolution des maladies inflammatoires chroniques de l'intestin ? L'intestin, en tant qu'organe digestif central, réagit de manière particulièrement sensible à la composition de notre nourriture et à son traitement dans le corps. Les personnes atteintes de la maladie de Crohn ou de colite ulcéreuse font face à des défis particuliers dans le choix quotidien de leurs aliments. Une alimentation appropriée peut non seulement soulager les symptômes, mais aussi améliorer considérablement la qualité de vie. Dans ce chapitre, vous découvrirez les relations fondamentales entre alimentation et santé intestinale - des connaissances qui peuvent transformer durablement la gestion de la maladie.

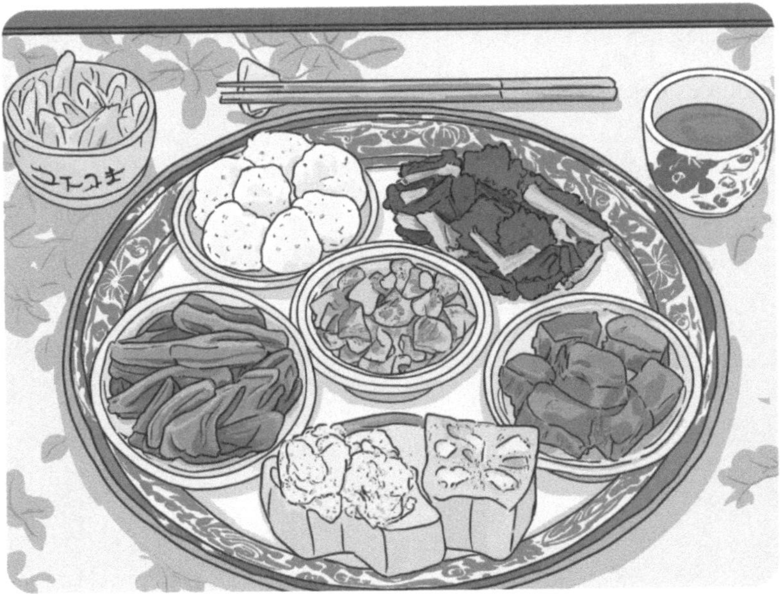

1. 1 Besoins en nutriments dans les maladies inflammatoires chroniques de l'intestin

Les maladies inflammatoires chroniques de l'intestin (MICI) posent des exigences particulières en matière de nutrition. Les inflammations, la malabsorption et la diarrhée influencent les besoins en macronutriments et micronutriments. Un apport insuffisant peut avoir un impact négatif sur l'évolution de la maladie et entraîner des carences. Cette section met en lumière les besoins nutritionnels spécifiques en cas de MICI et les défis d'un approvisionnement optimal en nutriments. Elle aborde l'importance des protéines, des vitamines et des minéraux, en particulier lors des poussées aiguës et en cas de malabsorption. Poursuivez votre lecture pour comprendre les bases d'une alimentation adaptée aux besoins en cas de MICI et pour améliorer positivement votre qualité de vie.

Dans les maladies inflammatoires chroniques de l'intestin, en raison de l'inflammation, de la malabsorption et de la diarrhée, il existe un besoin accru en protéines, vitamines et minéraux, qui doit être régulièrement contrôlé et compensé par une alimentation adaptée ou une supplémentation.

Approvisionnement en protéines lors d'un flair aigu

Lors d'un flair aigu d'une maladie inflammatoire chronique de l'intestin (MICI), les besoins en protéines augmentent. [s1] Ce besoin accru résulte du processus inflammatoire et de la perte de protéines par l'intestin. Un apport suffisant en protéines est important à ce stade pour soutenir le processus de guérison et minimiser la perte de masse musculaire. L'apport en protéines est particulièrement crucial lorsque l'alimentation orale est limitée. Par exemple, en cas de douleurs intenses ou de diarrhées, la consommation d'aliments solides peut être difficile. Dans de tels cas, des compléments alimentaires oraux peuvent constituer un complément utile pour répondre aux besoins accrus en protéines. [s1] La nutrition entérale, c'est-à-dire l'apport de nutriments par sonde directement dans l'estomac ou l'intestin grêle, peut être une autre option, surtout si l'alimentation orale est insuffisante ou impossible. [s1] [s2] La nutrition parentérale, où les nutriments sont administrés directement par voie intraveineuse, peut également être envisagée pour assurer l'apport en nutriments. [s1] [s2] La décision concernant la forme de nutrition la plus appropriée dans chaque cas individuel doit être prise en consultation avec le médecin traitant ou une équipe de nutrition

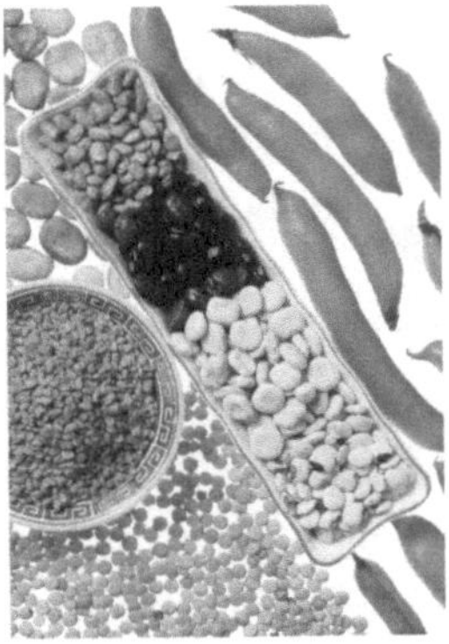

Légumineuses [i1]

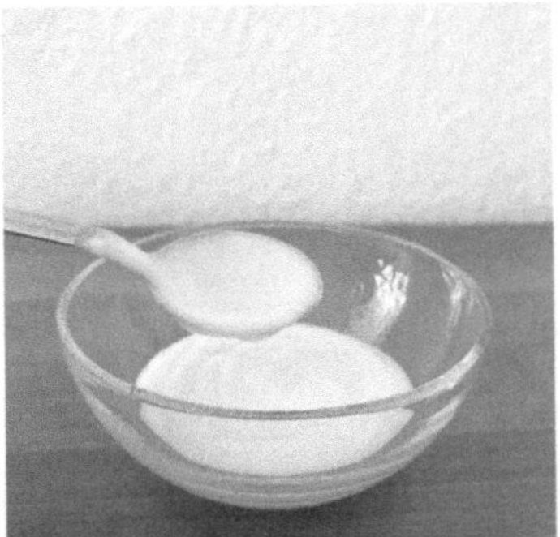

Yaourt [i2]

spécialisée. [s1] En particulier pour la colite ulcéreuse, il est important d'assurer un apport équilibré en protéines provenant de différentes sources. Le poisson, la volaille maigre, les produits laitiers fermentés et les œufs fournissent des protéines de haute qualité et peuvent être intégrés au régime alimentaire. [s3] La viande rouge et transformée devrait être réduite, car elle peut irriter davantage la muqueuse intestinale. [s3] Les protéines végétales provenant des légumineuses sont également une option, mais elles doivent être bien préparées pour améliorer leur digestibilité. [s3] Les produits laitiers fermentés comme le yaourt peuvent avoir des effets positifs sur la flore intestinale. [s3]

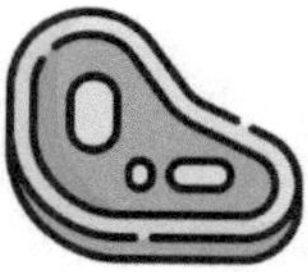

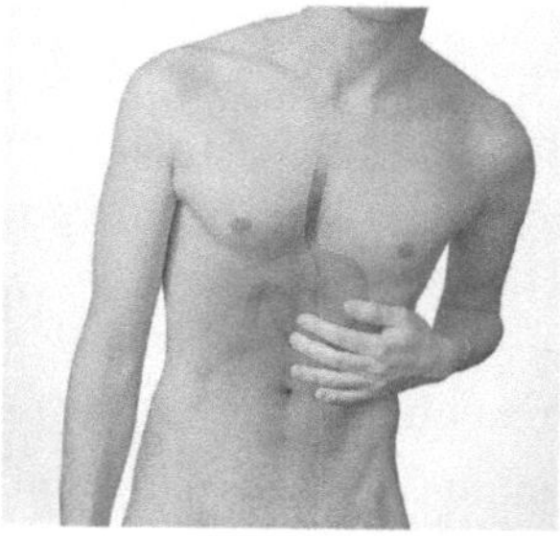

estomac [i3]

Bon à savoir

Compléments alimentaires oraux

Des compléments alimentaires pris par voie orale pour couvrir les besoins en certains nutriments qui peuvent ne pas être suffisamment absorbés par l'alimentation en raison des MICI.

Flair aigu

Une phase d'inflammation aiguë dans l'intestin, qui peut s'accompagner de symptômes tels que douleurs abdominales, diarrhée et perte de poids. À ce stade, les besoins en nutriments sont souvent accrus.

Produits laitiers fermentés

Produits laitiers fabriqués par fermentation avec des cultures bactériennes, comme le yaourt. Ils peuvent avoir des effets positifs sur la flore intestinale.

Maladie inflammatoire chronique de l'intestin

Les MICI comprennent des maladies telles que la maladie de Crohn et la colite ulcéreuse, caractérisées par des inflammations chroniques du tractus digestif et pouvant entraîner des pertes de nutriments.

Besoins en protéines chez les patients atteints de MICI

Besoins en protéines pendant les poussées aiguës et la rémission

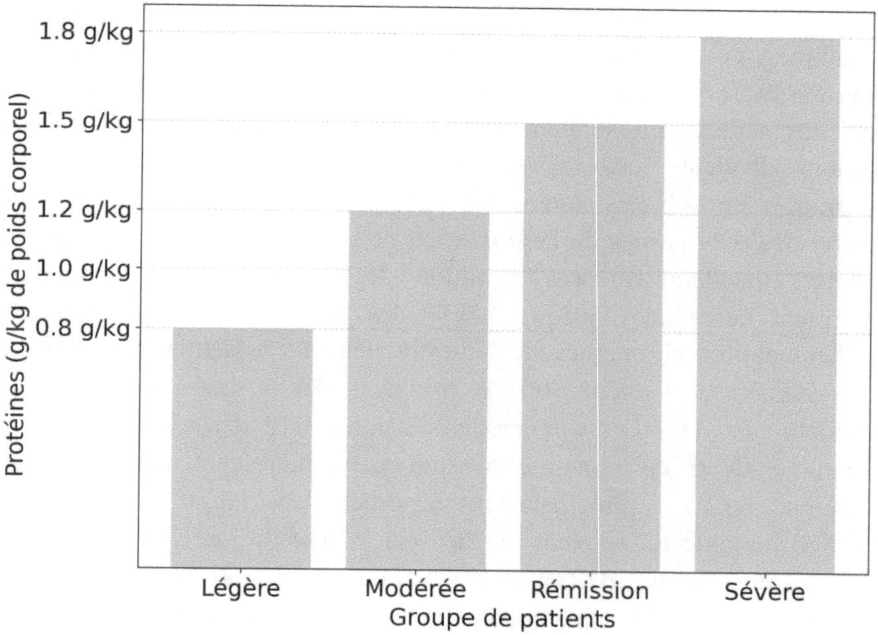

Lég: Légère Poussée

Mod: Poussée Modérée

Rém: Rémission

Sév: Poussée Sévère

Les patients qui connaissent une poussée aiguë ont besoin de beaucoup plus de protéines que ceux en rémission. Ce besoin accru souligne l'importance d'un soutien nutritionnel pendant la maladie active pour faciliter la réparation des tissus et la fonction immunitaire. Bien que les besoins soient moindres en période de rémission, un apport adéquat en protéines demeure essentiel pour la santé en général et pour prévenir de futures poussées.

Besoins en vitamines en cas de malabsorption

Dans les maladies inflammatoires chroniques de l'intestin, l'absorption des vitamines peut être altérée par divers facteurs. Les inflammations et les lésions de la muqueuse intestinale réduisent la surface d'absorption, ce qui entraîne une diminution de l'absorption des nutriments, y compris des vitamines. [s4] Une autre cause est la malabsorption des graisses, qui entrave l'absorption des vitamines liposolubles (A, D, E et K). Dans ce cas, les acides gras se lient au calcium, au magnésium et à d'autres cations divalents, ce qui rend leur absorption, ainsi que celle des vitamines liposolubles, moins efficace. [s4] Une maladie ou l'ablation chirurgicale de parties de l'estomac ou de l'intestin grêle peut également altérer considérablement l'absorption des vitamines. [s4] Comme le montrent des études, jusqu'à 35 % des enfants atteints de maladies inflammatoires chroniques de l'intestin peuvent présenter des carences en vitamines, et même 60 % affichent des niveaux de vitamines suboptimaux. [s5] Les carences en vitamine B12, en acide folique, en vitamine D et en vitamine K sont particulièrement fréquentes. La vitamine B12 est principalement absorbée dans l'iléon terminal, une section de l'intestin souvent touchée par la maladie de Crohn. [s6] Une carence en vitamine B12 et en acide folique peut entraîner une anémie. [s6] La vitamine D joue un rôle important pour la santé osseuse et le système immunitaire. Une carence augmente le risque d'ostéoporose et peut avoir un impact négatif sur l'évolution de la maladie. [s7] [s8] Il en va de même pour la vitamine K, qui est également essentielle à la santé osseuse. Un apport insuffisant en vitamine K, comme on l'observe chez de nombreux patients atteints de maladies inflammatoires chroniques de l'intestin, contribue également au risque de perte osseuse. [s8] La réduction de la consommation de produits laitiers et de légumes, souvent en raison d'intolérances ou de régimes alimentaires, aggrave également la carence en vitamines D et K. [s8] Une carence en fer est également répandue et peut, tout comme la carence en vitamine B12 et en acide folique, entraîner une anémie. [s6] L'apport oral de fer est souvent problématique dans les maladies inflammatoires chroniques de l'intestin, car il peut provoquer des effets secondaires gastro-intestinaux et n'est souvent pas suffisamment absorbé. [s6] Dans ces cas, l'administration intraveineuse de préparations de fer peut constituer une alternative efficace. [s6] Un contrôle régulier du statut en vitamines et minéraux est donc essentiel dans les maladies inflammatoires chroniques de l'intestin. Les patients devraient être examinés au moins une fois par an, tant cliniquement que par des analyses de laboratoire, pour détecter les carences en micronutriments. [s9] Les résultats de ces examens constituent la base d'une thérapie individuelle, qui peut inclure une supplémentation en vitamines et minéraux si nécessaire. Ainsi, un patient présentant une carence en vitamine D avérée peut bénéficier d'une supplémentation appropriée, tandis qu'un autre patient avec un taux normal de vitamine D n'en a pas besoin. La thérapie doit toujours être adaptée aux besoins individuels afin d'assurer un apport optimal en nutriments et de prévenir les carences.

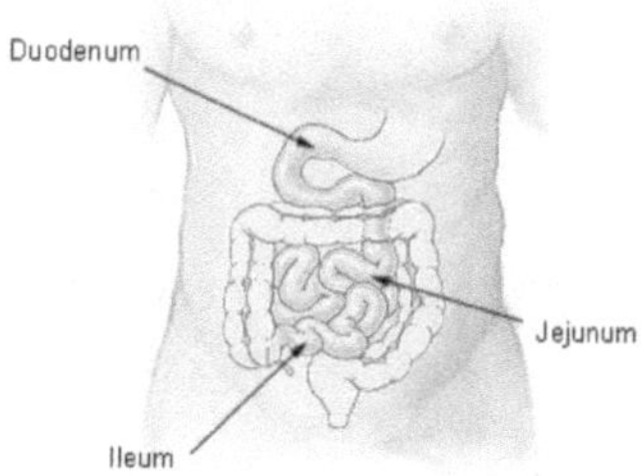

Iléon terminal [i4]

Carences en vitamines courantes dans les MII

Répartition des carences en vitamines dans les maladies inflammatoires chroniques de l'intestin (MICI).

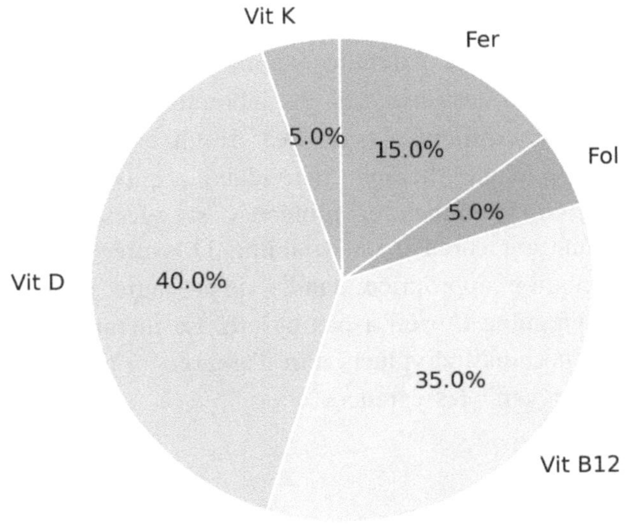

Fer: Fer

Fol: Acide folique

Vit B12: Vitamine B12

Vit D: Vitamine D

Vit K: Vitamine K

Les carences en vitamine D et B12 sont les plus courantes observées, soulignant l'importance de la surveillance et de la supplémentation chez les patients atteints de MICI. La carence en fer, bien qu'il ne s'agisse pas d'une vitamine, est également répandue, soulignant la nécessité d'une évaluation nutritionnelle complète. Bien que les autres carences soient moins fréquentes, elles contribuent tout de même à la charge nutritionnelle globale de cette population de patients et doivent être prises en compte dans la prise en charge clinique.

Apport en minéraux en cas de diarrhée

La diarrhée peut entraîner des pertes considérables de minéraux essentiels pour le corps [s10]. Cette perte résulte non seulement d'une augmentation de l'excrétion de liquides, mais aussi d'une capacité d'absorption intestinale altérée. L'absorption de sodium est particulièrement touchée, étant étroitement liée à la réabsorption des liquides [s10]. Une diminution de l'apport en sodium réduit la capacité du corps à retenir l'eau, ce qui aggrave encore la diarrhée. L'absorption d'autres électrolytes importants tels que le potassium, le magnésium et le calcium peut également être compromise. Une carence en potassium peut entraîner une faiblesse musculaire et des troubles du rythme cardiaque, tandis qu'une carence en magnésium peut se manifester par des crampes musculaires et de la fatigue. Une carence prolongée en calcium, quant à elle, compromet la santé osseuse à long terme. De plus, l'inflammation dans l'intestin complique l'absorption du fer, favorisant ainsi l'anémie [s10] [s11]. Une carence en fer peut entraîner de la fatigue, de la faiblesse et des difficultés de concentration. Comme le montrent des études, une carence en vitamine D est présente chez 10 à 75 % des patients atteints de maladies inflammatoires chroniques de l'intestin et peut augmenter le risque de fractures osseuses [s11]. Un patient souffrant de maladies inflammatoires chroniques de l'intestin et de diarrhée persistante devrait donc faire contrôler régulièrement son statut minéral par un médecin et, si nécessaire, y remédier par une alimentation adaptée ou par une supplémentation. Par exemple, un apport adéquat en liquides avec des boissons contenant des électrolytes peut aider à compenser la perte de minéraux.

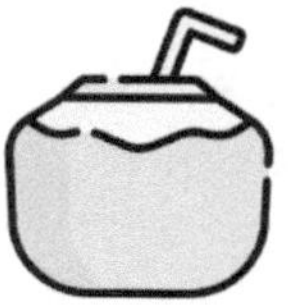

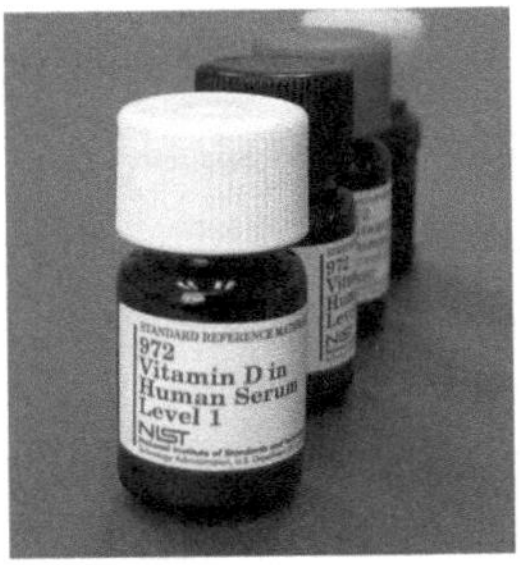

Vitamine D [i5]

Bon à savoir

Minéraux

Les minéraux sont des nutriments inorganiques dont le corps a besoin pour diverses fonctions, par exemple pour la formation des os et des dents, la régulation de l'équilibre hydrique et le fonctionnement des nerfs et des muscles. Dans les maladies inflammatoires chroniques de l'intestin, l'absorption des minéraux peut être altérée, ce qui peut entraîner des carences.

Supplémentation

La supplémentation désigne la prise supplémentaire de nutriments, par exemple sous forme de comprimés, de gélules ou de poudres, pour compenser une carence ou répondre aux besoins.

Perte de minéraux par gravité

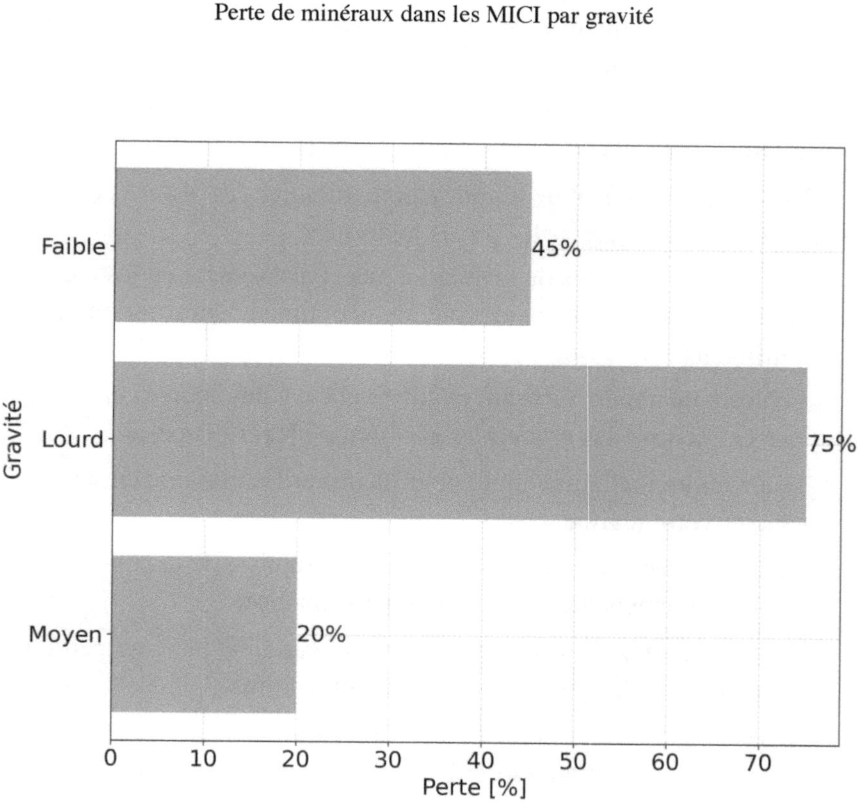

- FAI: Faible
- LOU: Lourd
- MOY: Moyen

La perte de minéraux augmente avec la gravité de la maladie. En cas de MICI légère, la perte est modérée, tandis qu'en cas de MICI sévère, une perte considérable est observée. Cela souligne l'importance d'un apport adéquat en minéraux, notamment en cas de maladie grave.

Conseils concrets

- Intégrez des aliments riches en nutriments et faciles à digérer, tels que des soupes mixées, des flocons d'avoine ou des bananes, dans votre alimentation.
- Élargissez vos sources de protéines en consommant régulièrement du poisson, des œufs ou des légumineuses bien cuites.
- Buvez suffisamment de liquides, en particulier des tisanes et de l'eau plate, pour compenser les pertes hydriques.
- Préparez les légumes de manière douce, par exemple en les cuisant à la vapeur ou en les blanchissant, afin d'optimiser l'absorption des nutriments.
- Veillez à un apport suffisant en fibres grâce à des sources bien tolérées comme les graines de psyllium ou les fruits pelés.
- Tenez un journal alimentaire pour identifier les intolérances et adapter votre régime.
- Discutez avec votre médecin ou un nutritionniste de la possibilité d'une supplémentation alimentaire personnalisée.
- Expérimentez avec des épices comme le curcuma ou le gingembre, qui possèdent des propriétés anti-inflammatoires.
- Répartissez vos repas tout au long de la journée pour soulager le système digestif et améliorer l'absorption des nutriments.
- Développez des rituels autour de vos repas pour rendre la prise alimentaire calme et consciente.
- Échangez avec d'autres personnes concernées pour obtenir de nouvelles recettes et conseils pour votre quotidien alimentaire.

1. 2 Processus digestifs dans la maladie de Crohn

La maladie de Crohn affecte considérablement les processus digestifs et entraîne souvent des carences. Les inflammations, la malabsorption et la diarrhée chronique perturbent l'absorption des macronutriments et des micronutriments. Cela peut conduire à une perte de poids, une anémie et des troubles électrolytiques. Une alimentation appropriée joue donc un rôle crucial dans la gestion de la maladie de Crohn. La localisation de l'inflammation influence les nutriments particulièrement touchés. Par exemple, une inflammation dans l'iléon terminal affecte l'absorption de la vitamine B12. La flore intestinale et les interventions chirurgicales ont également un impact sur l'utilisation des nutriments. Lisez la suite pour comprendre en détail les processus digestifs complexes liés à la maladie de Crohn et comment une alimentation adaptée peut aider à prévenir les carences et à améliorer le bien-être.

Dans la maladie de Crohn, les besoins énergétiques sont dynamiques et augmentent lors des poussées actives en raison de l'inflammation elle-même, de la malabsorption, de la diarrhée et des pertes de nutriments, tandis qu'ils se normalisent généralement en rémission, mais peuvent néanmoins être influencés par des symptômes persistants.

Troubles d'absorption dans l'intestin grêle

Les troubles d'absorption dans l'intestin grêle représentent un problème fréquent dans les maladies inflammatoires chroniques de l'intestin, telles que la maladie de Crohn. Les inflammations dans l'intestin grêle, en particulier dans le jejunum et l'iléon, altèrent la capacité du corps à absorber les nutriments des aliments [s12]. Cette absorption perturbée, également appelée malabsorption, peut entraîner des carences [s13]. Les vitamines, les minéraux, mais aussi les macronutriments tels que les graisses, les protéines et les glucides sont concernés. La diarrhée chronique, qui survient dans la maladie de Crohn, aggrave cette perte de nutriments en éliminant des substances importantes telles que le fer, l'albumine, le calcium, le magnésium et les vitamines liposolubles [s12]. Une carence en vitamine B12 due à des lésions dans l'terminalen_ileum peut par exemple conduire à une anémie, comparable à une perte de sang dans les selles [s12]. En plus des vitamines et des minéraux, l'absorption des électrolytes tels que le sodium, le chlorure, le potassium et le calcium est également altérée [s14]. Alors que l'absorption du sodium, du chlorure et du calcium dans l'intestin grêle est réduite, la sécrétion de potassium est augmentée [s14]. Dans les phases sévères de la maladie, ce problème s'intensifie, ce qui peut conduire à des états hypocalcémiques – causés par une absorption réduite de calcium dans l'intestin et un métabolisme perturbé de la vitamine D [s14]. Le traitement de la maladie vise non seulement à soulager les symptômes et à contrôler l'inflammation, mais aussi à garantir un apport nutritionnel adéquat [s13]. Pour contrer les carences, un changement de régime alimentaire peut être nécessaire – en plus d'un traitement médicamenteux pour stabiliser l'équilibre électrolytique [s14]. Dans certaines situations, un régime élémentaire, contenant des nutriments facilement digestibles, peut être utile [s13]. L'inflammation transmurale dans l'intestin grêle, qui se produit dans la maladie de Crohn, contribue également à la malabsorption [s15]. Cette inflammation peut altérer la fonction de certaines cellules qui sont importantes pour l'absorption des nutriments et la défense contre les agents pathogènes [s15]. De plus, elle peut entraîner des complications graves telles que des perforations et des abcès, qui perturbent davantage les processus digestifs [s15]. Les médicaments anti-inflammatoires utilisés pour traiter la maladie de Crohn peuvent également affecter la croissance chez les enfants, un autre indice de la perturbation des processus digestifs [s15]. La dysfonction des organes environnants, aggravée par la formation de connexions anormales (fistules), peut également influencer l'absorption des nutriments [s12]. Les patients atteints de la maladie de Crohn ont donc un risque accru de troubles électrolytiques et de carences nutritionnelles dues à la malabsorption et à la diarrhée chronique [s12]. Pour prévenir ou traiter les carences, les personnes concernées devraient faire contrôler régulièrement leur statut nutritionnel par un médecin. En fonction des résultats, une thérapie nutritionnelle individuelle, éventuellement avec des compléments alimentaires, peut être recommandée.

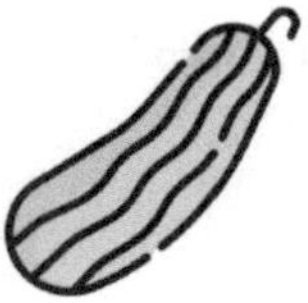

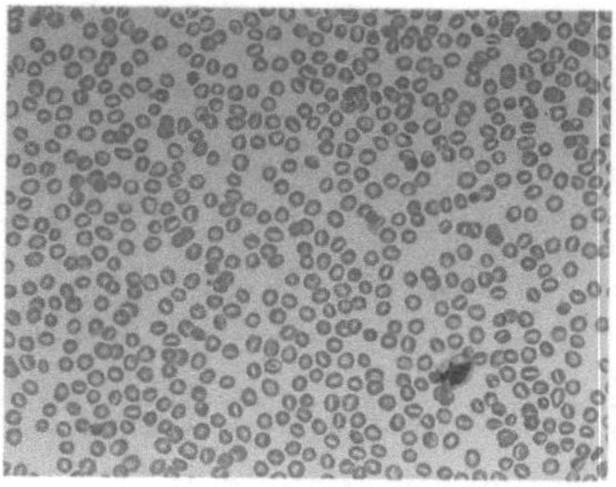

Électrolyte [i6]

Absorption des nutriments vs. activité de la maladie de Crohn

Corrélation entre l'activité de la maladie de Crohn et l'efficacité de l'absorption des nutriments.

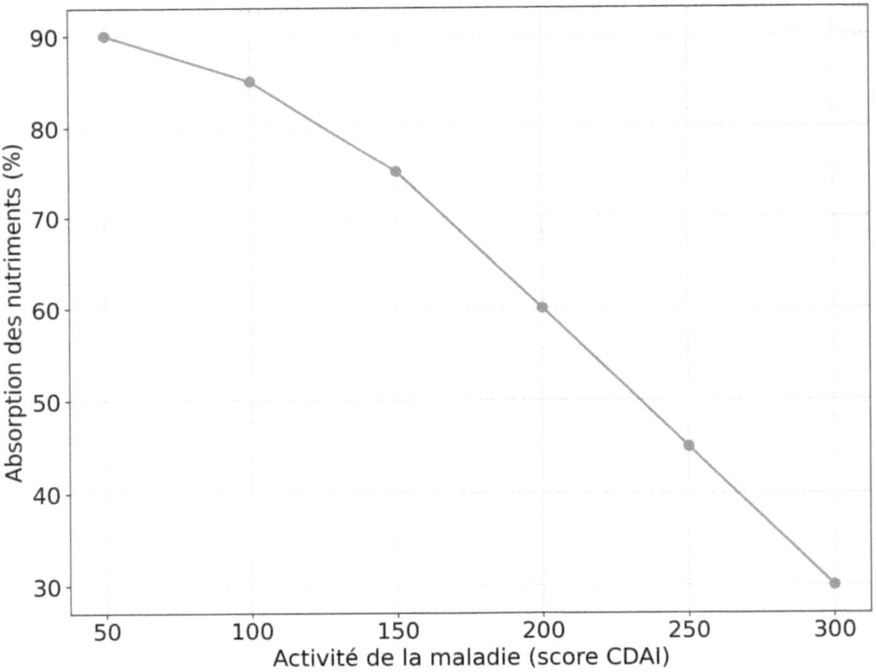

Ce graphique illustre une relation inverse entre l'activité de la maladie de Crohn et l'absorption des nutriments. À mesure que l'activité de la maladie augmente, la capacité de l'intestin grêle à absorber les nutriments diminue, ce qui peut entraîner une malnutrition. Cela souligne l'importance de gérer l'activité de la maladie afin de maintenir une nutrition adéquate chez les patients atteints de la maladie de Crohn.

Utilisation des nutriments

L'utilisation des nutriments est altérée dans la maladie de Crohn en raison de divers facteurs. Les inflammations et les lésions de la muqueuse intestinale, en particulier dans l'iléon, réduisent la capacité d'absorption des micronutriments tels que les vitamines et les minéraux, mais aussi des macronutriments [s16] [s17]. La localisation de l'inflammation influence les nutriments particulièrement touchés [s17]. Par exemple, une inflammation dans l'iléon terminal peut fortement altérer l'absorption de la vitamine B12. De plus, des proliférations bactériennes dans l'intestin grêle peuvent encore diminuer l'absorption des nutriments et augmenter la perméabilité de la paroi intestinale [s16]. Les interventions chirurgicales, en particulier lorsque de plus grandes parties de l'iléon ont été retirées, aggravent également l'absorption des nutriments, car moins d'acides biliaires sont disponibles pour la digestion des graisses [s16]. La diarrhée chronique, un symptôme typique de la maladie de Crohn, accentue également les pertes de nutriments [s18]. Les électrolytes tels que le sodium, le chlorure et le potassium sont également affectés. L'absorption de sodium et de chlorure est réduite, ce qui entrave l'absorption d'eau, tandis que la sécrétion de potassium est augmentée [s18]. Dans les phases sévères, cela peut entraîner des pertes électrolytiques significatives et un déséquilibre dans l'équilibre hydrique et électrolytique [s18]. Une thérapie adaptée peut limiter ces pertes intestinales et stabiliser l'équilibre électrolytique [s18]. L'alimentation influence également la flore intestinale, qui peut à son tour influencer l'évolution de la maladie. Alors qu'un régime riche en fibres peut avoir un effet protecteur, une consommation élevée de sucre peut augmenter le risque de maladie de Crohn [s19]. Les besoins en protéines sont généralement normaux en phase de rémission, mais augmentent lors d'une poussée aiguë à 1,2–1,5 g de protéines par kilogramme de poids corporel [s20]. La nutrition entérale, c'est-à-dire l'apport de nutriments par sonde directement dans l'intestin, peut particulièrement chez les enfants et les adolescents induire la rémission et favoriser la croissance [s20]. En cas de malnutrition sévère, elle constitue un élément important du traitement [s16].

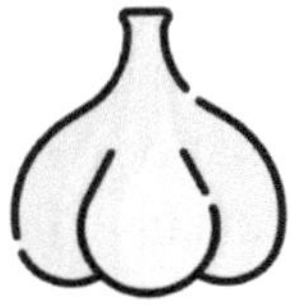

Une alimentation équilibrée et adaptée individuellement, éventuellement complétée par des compléments alimentaires, est donc essentielle pour les patients atteints de la maladie de Crohn. Des contrôles médicaux réguliers de l'état nutritionnel aident à détecter précocement les carences et à les traiter de manière ciblée. Ainsi, si nécessaire, une thérapie nutritionnelle peut être initiée, qui inclut également la nutrition entérale. Un apport suffisant en nutriments est crucial pour prévenir les carences, soutenir la guérison et améliorer le bien-être général.

Bon à savoir

Compléments alimentaires

Préparations destinées à compléter l'apport en nutriments. Dans la maladie de Crohn, ils peuvent aider à compenser les carences en vitamines, minéraux et autres nutriments.

Micronutriments

Nutriments essentiels dont le corps a besoin en petites quantités, tels que les vitamines et les minéraux. Leur absorption peut être altérée dans la maladie de Crohn en raison d'inflammations dans l'intestin.

Proliférations bactériennes

Une croissance excessive de bactéries dans l'intestin grêle. Cela peut survenir dans la maladie de Crohn et altérer davantage l'absorption des nutriments, car les bactéries consomment elles-mêmes les nutriments.

Thérapie nutritionnelle

Un conseil et une planification nutritionnels adaptés aux besoins individuels des patients atteints de la maladie de Crohn. Elle vise à optimiser l'apport en nutriments, à réduire les inflammations et à soulager les symptômes.

Absorption des nutriments dans la maladie de Crohn

Comparaison de l'absorption des nutriments dans la maladie de Crohn par rapport à une digestion saine.

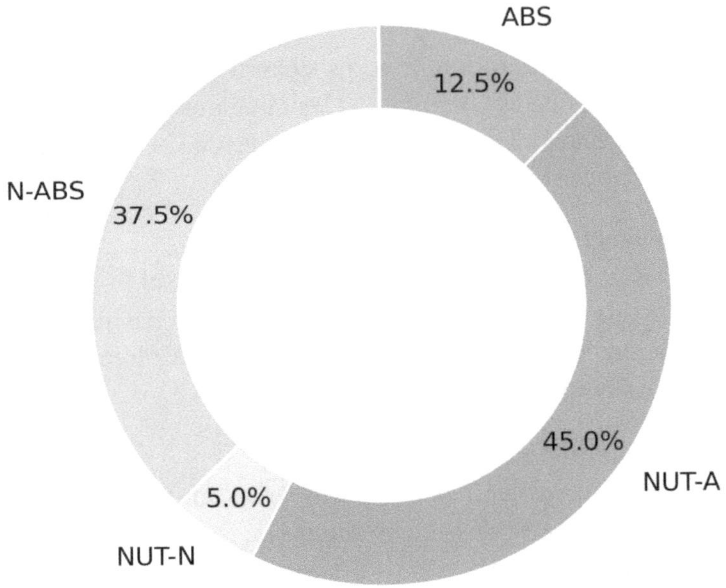

ABS: Nutriments absorbés (Crohn)

N-ABS: Nutriments non absorbés (Crohn)

NUT-A: Nutriments absorbés (Sain)

NUT-N: Nutriments non absorbés (Sain)

Ce graphique visualise la capacité réduite d'absorber les nutriments essentiels chez les individus atteints de la maladie de Crohn. Le segment significativement plus petit représentant l'absorption des nutriments souligne l'impact de l'inflammation et de la fonction intestinale altérée. Cette malabsorption peut conduire à des carences et à d'autres complications de santé, soulignant la nécessité d'une gestion nutritionnelle chez les patients atteints de la maladie de Crohn.

Besoins énergétiques au cours de la maladie

Les besoins énergétiques dans la maladie de Crohn évoluent de manière dynamique au cours de la maladie. Pendant les phases d'inflammation active, ils augmentent en raison de divers facteurs. D'une part, l'inflammation systémique entraîne une consommation accrue d'énergie. [s21] En même temps, la malabsorption et la diarrhée chronique, des symptômes typiques de la maladie de Crohn, peuvent considérablement affecter l'absorption et l'utilisation des nutriments. [s21] Cela signifie que le corps peut extraire moins d'énergie des aliments malgré un apport alimentaire suffisant. De plus, les pertes de sang et de protéines par l'intestin augmentent encore les besoins énergétiques. [s21] Un patient en poussée aiguë a donc besoin de plus d'énergie, bien qu'il tolère souvent moins de nourriture et puisse en utiliser moins. Un apport énergétique insuffisant peut entraîner une perte de poids, une diminution de la masse musculaire et un affaiblissement du système immunitaire dans cette situation. Lors des phases de rémission, lorsque l'inflammation s'est atténuée, les besoins énergétiques se normalisent généralement. Cependant, même à ce stade, des symptômes résiduels et une malabsorption persistante peuvent influencer les besoins énergétiques. Il est particulièrement important d'assurer un apport suffisant en tous les nutriments pour soutenir la régénération de l'intestin et prévenir une nouvelle poussée de la maladie. La composition de la flore intestinale peut être influencée par l'alimentation et joue également un rôle dans le métabolisme énergétique. Ainsi, les bactéries intestinales produisent des acides gras à chaîne courte par fermentation des fibres, qui servent de source d'énergie aux cellules de la muqueuse intestinale. [s22] Une flore intestinale perturbée, comme cela est souvent le cas dans la maladie de Crohn, peut altérer cette production d'énergie et augmenter le besoin d'autres sources d'énergie. [s22] Une inflammation de l'intestin grêle, qui entrave l'absorption des glucides, peut également augmenter indirectement les besoins énergétiques, car des glucides non digérés dans le côlon peuvent entraîner une diarrhée osmotique et ainsi provoquer des pertes d'énergie. [s22] Une stratégie nutritionnelle adaptée, tenant compte de l'évolution actuelle de la maladie et des besoins individuels, est donc essentielle. Un suivi médical régulier de l'état nutritionnel aide à déterminer les besoins énergétiques et à détecter les carences précocement. Par exemple, une consultation nutritionnelle peut être sollicitée si nécessaire pour garantir un apport optimal en nutriments et soutenir le traitement. Une alimentation équilibrée avec suffisamment d'énergie et de nutriments est un élément clé dans la gestion de la maladie de Crohn et contribue à améliorer la qualité de vie des personnes concernées. La prévalence de la malnutrition, qui concerne également le métabolisme énergétique, souligne l'importance d'une alimentation adéquate dans la maladie de Crohn. [s21]

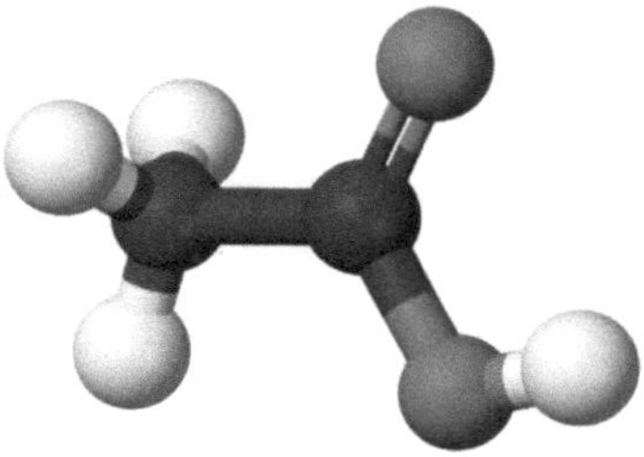

Acides gras à chaîne courte [i7]

Bon à savoir

Acides gras à chaîne courte

Les acides gras à chaîne courte sont des composés organiques qui se forment lors de la fermentation des fibres dans le côlon. Ils servent de source d'énergie aux cellules de la muqueuse intestinale et ont des effets positifs sur la santé intestinale.

Diarrhée osmotique

La diarrhée osmotique se produit lorsque des composants alimentaires non digérés dans l'intestin retiennent de l'eau et liquéfient ainsi les selles. Dans la maladie de Crohn, une absorption perturbée des glucides dans l'intestin grêle peut entraîner une diarrhée osmotique.

Rémission

Une phase de rémission dans la maladie de Crohn désigne une période durant laquelle la maladie est inactive et l'inflammation s'est atténuée. Les symptômes sont réduits ou disparus pendant cette période. Une rémission peut durer des périodes variables.

Prévalence

La prévalence indique combien de personnes dans un groupe de population donné souffrent d'une maladie particulière à un moment donné. Elle est souvent exprimée en pourcentage ou en nombre de personnes touchées pour 100 000 habitants.

Besoins énergétiques dans la maladie de Crohn

Illustre les besoins énergétiques fluctuants au cours des différents stades de la maladie de Crohn.

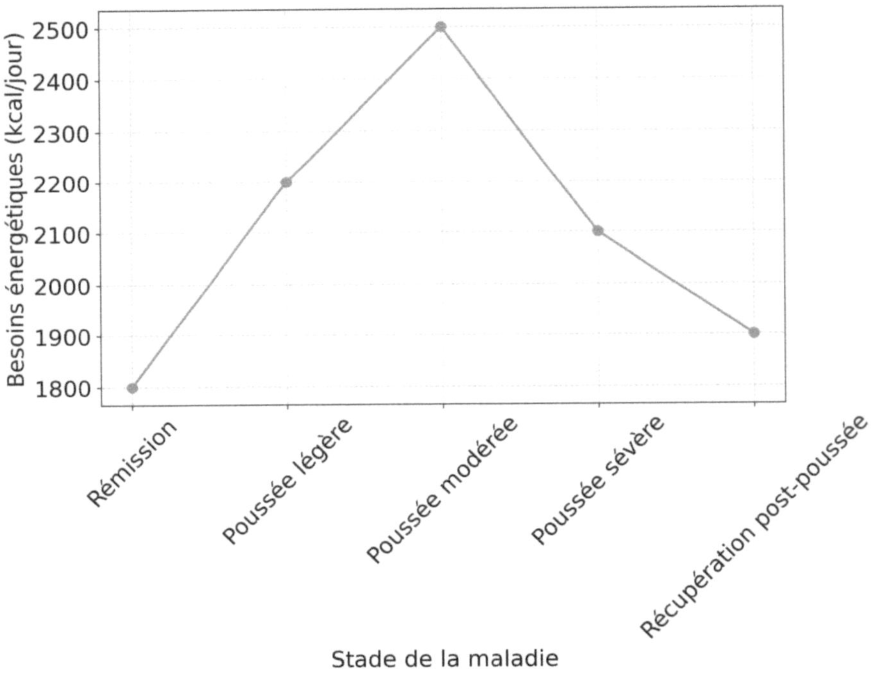

Ce graphique montre comment les besoins énergétiques peuvent varier considérablement au cours de la maladie de Crohn. L'augmentation des besoins lors des poussées est probablement due à l'inflammation et à la malabsorption, tandis que les périodes de rémission montrent des besoins plus faibles, mais potentiellement encore élevés, par rapport aux individus sains. Cela souligne l'importance d'une surveillance nutritionnelle et d'interventions diététiques adaptées tout au long de l'évolution de la maladie.

Conseils concrets

- Affinez vos plats avec de la poudre de bouillon d'os fait maison pour soutenir naturellement votre apport en minéraux.
- Intégrez des aliments probiotiques comme la choucroute ou le kimchi en petites quantités pour influencer positivement votre flore intestinale.
- Expérimentez différentes méthodes de préparation pour améliorer la tolérance des aliments, par exemple en faisant tremper les légumineuses.
- Concentrez-vous sur la consommation de fruits et légumes de saison pour bénéficier de la plus haute densité nutritionnelle.
- Remplacez les aliments hautement transformés par des alternatives faites maison pour réduire les additifs et les graisses malsaines.
- Préparez-vous des collations nutritives à emporter pour éviter les fringales et les habitudes alimentaires malsaines.
- Cherchez à échanger avec un nutritionniste spécialisé dans les maladies intestinales.

1. 3 Particularités nutritionnelles dans la rectocolite hémorragique

La colite ulcéreuse influence considérablement la digestion et l'absorption des nutriments. Les intolérances alimentaires, allant du lactose au gluten, se manifestent fréquemment et peuvent aggraver les symptômes. De plus, la maladie affecte souvent la production d'enzymes digestives, ce qui entraîne d'autres problèmes d'approvisionnement en nutriments. Ces défis nécessitent une stratégie nutritionnelle adaptée. La section suivante met en lumière les particularités nutritionnelles de la colite ulcéreuse et vous fournit des informations pratiques pour une optimalisation de l'apport en nutriments et un meilleur bien-être.

Dans le cas de la colite ulcéreuse, une stratégie nutritionnelle individuelle est essentielle, tenant compte à la fois de la phase de la maladie (crise ou rémission) ainsi que des intolérances individuelles et des éventuelles limitations de la fonction digestive.

Intolérances alimentaires

Les intolérances alimentaires sont fréquentes dans la colite ulcéreuse et peuvent aggraver les symptômes [s23]. Pendant une poussée, l'intestin réagit de manière plus sensible, ce qui aggrave les intolérances existantes [s23]. L'intolérance au lactose, par exemple, peut être exacerbée par la muqueuse intestinale endommagée, car c'est là que l'enzyme lactase, responsable de la digestion du lactose, est produite [s23]. Un régime sans lactose peut soulager les symptômes pendant ces phases [s23]. En plus du lactose, le fructose, l'histamine et le nickel peuvent également déclencher des réactions d'intolérance [s23]. Bien que la fréquence de l'intolérance au fructose dans la colite ulcéreuse ne soit pas encore clairement établie, des études indiquent une prévalence accrue dans les maladies intestinales chroniques [s23]. Pour l'intolérance à l'histamine, il est supposé que des facteurs génétiques jouent un rôle [s23]. Le nickel peut également poser des problèmes chez les patients atteints de colite ulcéreuse, qui présentent souvent une sensibilité accrue au nickel [s23]. L'intolérance au gluten non cœliaque (NCGS) est également répandue, et un régime sans gluten peut apporter un soulagement à certains patients [s23]. Le régime pauvre en FODMAP, qui réduit divers glucides fermentescibles, peut également soulager des symptômes tels que des douleurs abdominales et des ballonnements, mais n'influence pas les marqueurs d'inflammation [s24]. En revanche, le régime méditerranéen montre des effets positifs sur les marqueurs d'inflammation et le microbiome intestinal [s24] [s25]. Il recommande la consommation de légumes, de fruits, de légumineuses, de poisson et de volaille maigre, tandis que la viande rouge et les produits carnés transformés doivent être limités [s25]. Il est important de considérer le type de fibres : les fibres solubles sont bénéfiques, tandis que les fibres insolubles doivent être réduites pendant les phases de poussée [s25]. Les produits laitiers fermentés, en particulier le yaourt, peuvent avoir des effets

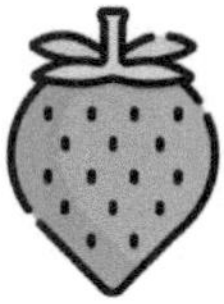

positifs [s26] [s25]. Il est crucial de noter que les régimes non conventionnels, qui excluent souvent des aliments riches en nutriments, peuvent aggraver l'état de santé [s25]. Un ajustement nutritionnel individuel tenant compte des intolérances respectives est donc essentiel. Ainsi, un patient souffrant d'intolérance au lactose et ayant des problèmes avec les produits à base de grains entiers [s27] pourrait, pendant une poussée, passer à des produits laitiers sans lactose et à des glucides facilement digestibles comme le riz ou le pain blanc [s27], tout en testant progressivement à nouveau les produits à base de grains entiers en petites quantités et en élargissant son régime alimentaire avec d'autres aliments du régime méditerranéen.

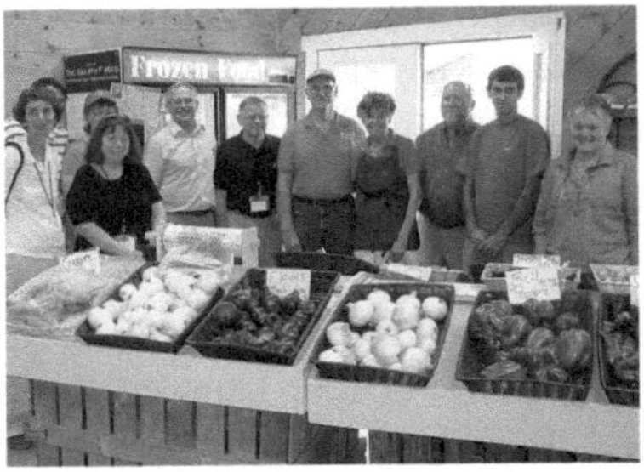

Régime méditerranéen [i8]

Bon à savoir

Intolérance au fructose

Dans le cas d'une intolérance au fructose, le corps est limité dans sa capacité à absorber et à utiliser le sucre des fruits (fructose). Cela peut entraîner des symptômes similaires à ceux d'une intolérance au lactose.

Intolérance au gluten non cœliaque

L'intolérance au gluten non cœliaque (NCGS) décrit une intolérance au gluten qui se manifeste de manière similaire à la maladie cœliaque, mais sans les anticorps caractéristiques et les dommages à la muqueuse intestinale. Les symptômes peuvent inclure des douleurs abdominales, des ballonnements et de la diarrhée.

Intolérance au lactose

Une intolérance au lactose peut se manifester de manière exacerbée chez les personnes atteintes de colite ulcéreuse en raison de l'endommagement de la muqueuse intestinale, le principal site de production de lactase, et peut entraîner des symptômes tels que des ballonnements, de la diarrhée et des crampes abdominales.

Régime méditerranéen

Le régime méditerranéen est riche en fruits, légumes, huile d'olive, poisson et produits céréaliers complets, et pauvre en viande rouge et aliments transformés. Il est associé à des effets positifs sur la santé intestinale et le bien-être général.

Intolérances alimentaires fréquentes dans la rectocolite hémorragique

Répartition des intolérances alimentaires

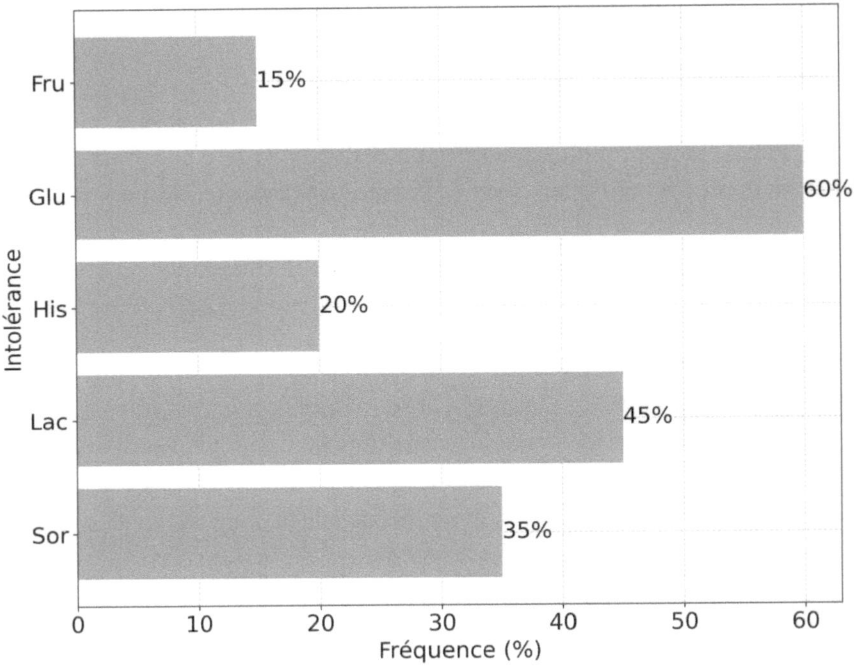

Fru: Fructose

Glu: Gluten

His: Histamine

Lac: Lactose

Sor: Sorbitol

L'intolérance au lactose est l'intolérance la plus courante, suivie par l'intolérance au gluten et au fructose. L'intolérance à l'histamine et au sorbitol est moins fréquente. Ceci souligne l'importance d'une adaptation nutritionnelle individuelle en cas de rectocolite hémorragique.

Enzymes digestives et absorption

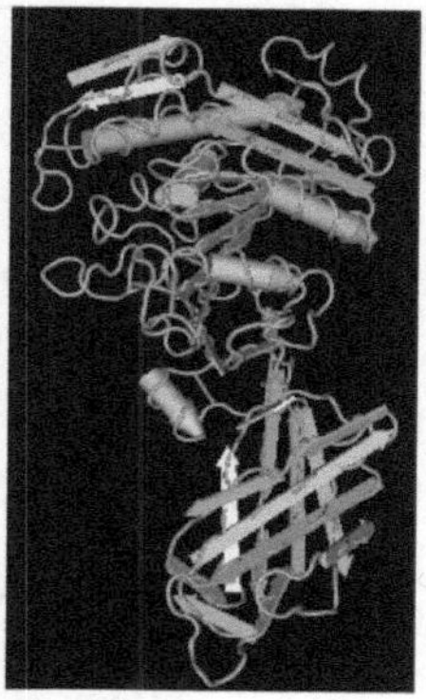

Lipase [i9]

Les enzymes digestives jouent un rôle crucial dans l'absorption des nutriments et peuvent être altérées en cas de colite ulcéreuse. Une insuffisance pancréatique exocrine (IPE), c'est-à-dire une production insuffisante d'enzymes digestives par le pancréas, se manifeste chez une proportion significative de patients atteints de colite ulcéreuse et peut entraîner une malabsorption des nutriments [s28]. La dégradation insuffisante des composants alimentaires tels que les graisses, les protéines et les glucides par des enzymes comme la lipase, la protéase et l'amylase peut provoquer divers désagréments. Une digestion des graisses inadéquate peut entraîner des diarrhées, des ballonnements et des selles grasses, tandis qu'une digestion perturbée des protéines ou des glucides peut causer des douleurs abdominales, des ballonnements et une perte de poids. Divers facteurs peuvent contribuer à une IPE dans le cadre de la colite ulcéreuse, notamment des réactions auto-immunes qui endommagent le pancréas, ainsi qu'un reflux du contenu intestinal dans le duodénum, qui inhibe l'activité enzymatique [s28]. Une sécrétion réduite d'hormones stimulant la fonction pancréatique peut également affecter la livraison des enzymes [s28]. Le traitement de l'IPE dans le cadre de la colite ulcéreuse est complexe et encore insuffisamment étudié [s28]. Une thérapie nutritionnelle peut soulager les symptômes en optimisant l'absorption des nutriments et en réduisant la charge sur le pancréas. Un régime modifié en graisses avec des triglycérides à chaîne moyenne (TCM), qui, contrairement aux graisses à chaîne longue, ne nécessitent pas de dégradation par la lipase pancréatique, peut faciliter la digestion des graisses. De plus, les patients peuvent bénéficier d'une thérapie enzymatique adaptée individuellement. Cela implique la prise de préparations enzymatiques pancréatiques lors des repas pour remplacer les enzymes manquantes et améliorer l'absorption des nutriments. Les bénéfices d'une telle thérapie pour un patient souffrant d'IPE se manifestent par une réduction des symptômes tels que la diarrhée et les ballonnements, ainsi qu'une amélioration du poids et du bien-être général. Un suivi médical régulier est essentiel pour surveiller l'efficacité du traitement et l'ajuster si nécessaire.

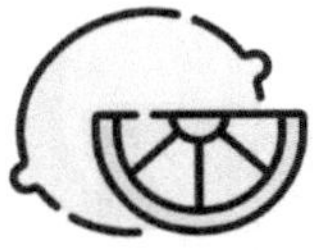

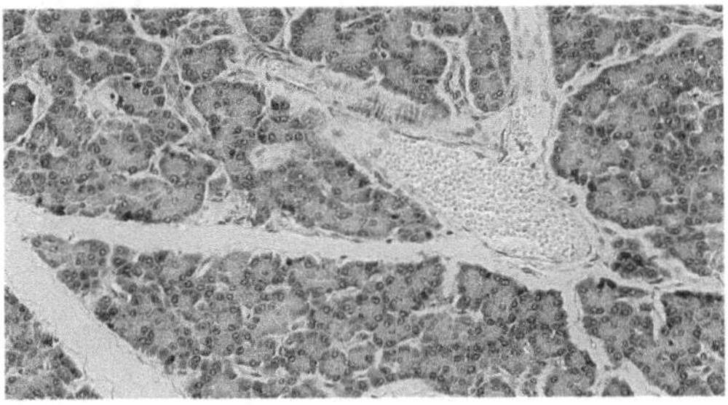

Pancréas [i10]

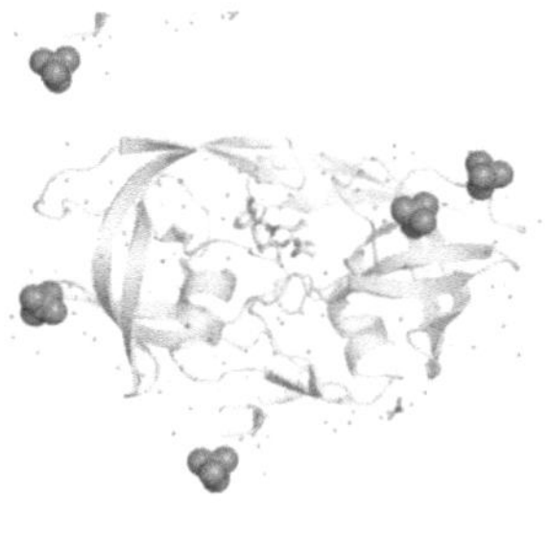

Protéase [i11]

Bon à savoir

Insuffisance pancréatique exocrine

Une maladie dans laquelle le pancréas ne produit pas suffisamment d'enzymes digestives, ce qui peut entraîner des problèmes d'absorption des nutriments et est plus fréquent dans la colite ulcéreuse.

Préparations enzymatiques pancréatiques

Des médicaments contenant des enzymes digestives qui sont pris pour soutenir la fonction d'un pancréas insuffisamment actif et améliorer l'absorption des nutriments.

Triglycérides à chaîne moyenne

Un type de graisse qui peut être plus facilement absorbé par le corps que les graisses à chaîne longue et est donc recommandé en cas de colite ulcéreuse et d'insuffisance pancréatique exocrine.

Activité des enzymes digestives et absorption des nutriments dans la CU

Activité enzymatique, niveau de pH et absorption des nutriments en relation avec la gravité de l'inflammation dans la colite ulcéreuse.

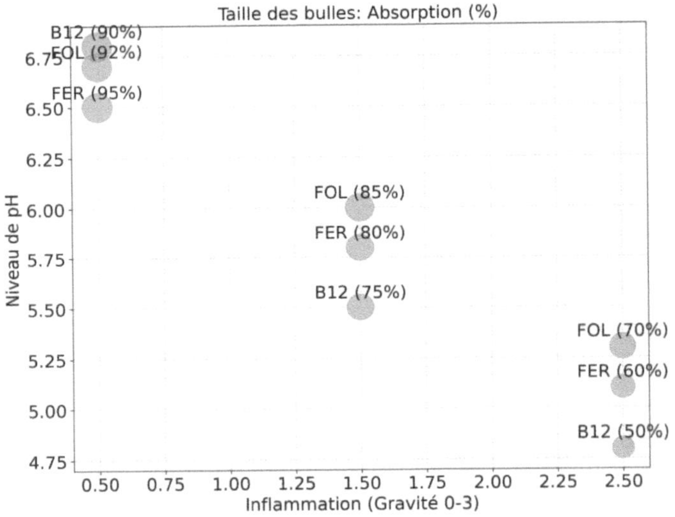

Blasengröße: Absorption (%)

- B12: Vitamine B12
- FER: Fer
- FOL: Folate

Le graphique suggère une corrélation entre l'augmentation de l'inflammation et la réduction de l'activité enzymatique, ce qui a un impact sur l'absorption des nutriments. Des niveaux de pH plus faibles dans les zones de forte inflammation pourraient entraver davantage la fonction enzymatique. Plus précisément, les zones présentant une inflammation grave montrent une absorption considérablement réduite des nutriments clés comme la vitamine B12 et le fer. Cela souligne l'importance de gérer l'inflammation pour favoriser une absorption optimale des nutriments chez les personnes atteintes de CU.

Conseils concrets

- Concevez votre plan alimentaire selon le principe des feux tricolores : vert pour les aliments bien tolérés, jaune pour ceux tolérés avec réserve et rouge pour les aliments actuellement intolérables.
- Augmentez progressivement votre tolérance envers des aliments potentiellement problématiques comme les légumineuses en les faisant tremper et en augmentant lentement la taille des portions.
- Profitez des phases sans symptômes pour essayer de nouveaux aliments en petites quantités et élargir votre liste de tolérance individuelle.
- Créez votre propre "menu d'urgence" avec des plats faciles à digérer pour les phases aiguës.
- Variez la préparation des légumes : salades de crudités en rémission, légumes cuits à la vapeur en poussée.
- Remplacez le lait de vache par des alternatives tolérées comme le lait d'amande, de coco ou d'avoine et observez les effets.
- Optez pour des smoothies faits maison avec des fruits et légumes faciles à digérer pour assurer l'apport en nutriments même en cas de perte d'appétit.
- Intégrez régulièrement des aliments riches en oméga-3 comme les graines de lin ou de chia dans votre alimentation pour moduler les processus inflammatoires.
- Rehaussez vos plats avec des herbes fraîches comme le persil ou la menthe, qui peuvent soutenir la digestion.
- Buvez un verre d'eau avec un filet de jus de citron avant les repas pour stimuler la production d'acide gastrique.

Révision - 1. Bases de l'alimentation en cas de maladies intestinales

Une alimentation équilibrée joue un rôle décisif pour votre bien-être et l'évolution de la maladie dans le cas des maladies inflammatoires chroniques de l'intestin (MICI). En particulier lors des poussées aiguës, les besoins en protéines sont accrus pour soutenir le processus de guérison et prévenir la dégradation musculaire. Étant donné que l'apport alimentaire est souvent difficile durant cette phase, vous pouvez recourir à des sources de protéines facilement digestibles telles que le poisson, la volaille maigre, les œufs et les produits laitiers fermentés, ainsi qu'à des sources de protéines complémentaires. Discutez avec votre médecin ou votre diététicien pour savoir si des compléments alimentaires oraux, une nutrition entérale ou même parentérale sont appropriés pour répondre à vos besoins individuels. Évitez autant que possible la viande rouge et les viandes transformées durant cette période, car elles peuvent irriter davantage la muqueuse intestinale. Les protéines végétales provenant des légumineuses constituent une bonne alternative, mais doivent être bien cuites pour améliorer leur digestibilité.

Un autre aspect important est l'apport suffisant en vitamines et minéraux. Les MICI peuvent entraîner des malabsorptions, ce qui affecte l'absorption de micronutriments essentiels tels que la vitamine B12, l'acide folique, les vitamines D et K, ainsi que des minéraux comme le fer, le calcium et le magnésium. Des analyses sanguines régulières aident à détecter d'éventuelles carences à un stade précoce. Discutez avec votre médecin des suppléments qui pourraient être bénéfiques pour vous. Faites particulièrement attention à un apport adéquat en liquides et en électrolytes en cas de diarrhée, qui survient fréquemment avec les MICI. Les boissons contenant des électrolytes peuvent aider à compenser les pertes. Là encore, un conseil individuel de votre médecin ou diététicien est essentiel pour trouver le bon équilibre.

Dans le cas de la maladie de Crohn, des surcroissances bactériennes dans l'intestin grêle et des inflammations peuvent compliquer l'absorption des nutriments. En particulier, l'absorption de la vitamine B12 dans l'iléon terminal est souvent affectée. Les besoins énergétiques varient au cours de la maladie. Alors qu'ils augmentent lors des poussées en raison des processus inflammatoires et des pertes de nutriments, ils se normalisent généralement durant les phases de rémission. Une alimentation riche en fibres peut avoir un effet positif sur la flore intestinale et favoriser la formation d'acides gras à chaîne courte, qui servent ensuite de source d'énergie à la muqueuse intestinale. Cependant, veillez à consommer principalement des fibres solubles lors des phases de poussée, car les fibres insolubles peuvent aggraver les symptômes.

Les intolérances alimentaires ne sont pas rares dans le cas des MICI et peuvent aggraver les symptômes. Le lactose, le fructose, l'histamine et le nickel sont des déclencheurs fréquents. Tenez un journal alimentaire pour identifier les intolérances et éliminer temporairement ces aliments de votre régime. Le régime méditerranéen s'est avéré bénéfique pour les MICI, car il est riche en aliments anti-inflammatoires. Lors de la planification de votre alimentation, tenez compte de vos besoins et intolérances individuels. N'hésitez pas à demander un soutien professionnel. Un diététicien spécialisé dans les MICI peut vous aider à élaborer un plan alimentaire sur mesure.

La mise en œuvre d'une alimentation adaptée aux MICI peut sembler d'abord un défi. Cependant, avec le bon soutien et une attitude positive, vous pouvez optimiser votre alimentation et ainsi améliorer considérablement votre qualité de vie. Rappelez-vous : une alimentation saine n'est pas un concept rigide, mais un processus que vous pouvez façonner activement.

2. Choix et préparation des aliments

Qu'est-ce qui atterrit chaque jour dans votre assiette - et comment votre intestin tolère-t-il les repas ? Le choix et la préparation des aliments jouent un rôle central dans le bien-être personnel en cas de maladies inflammatoires chroniques de l'intestin. Avec les bonnes connaissances, il est souvent possible de réduire considérablement les symptômes et d'améliorer la qualité de vie. Ce chapitre vous montre quels aliments sont particulièrement adaptés et comment les préparer de manière optimale. Découvrez comment vous pouvez optimiser votre alimentation étape par étape - pour plus de jours sans symptômes.

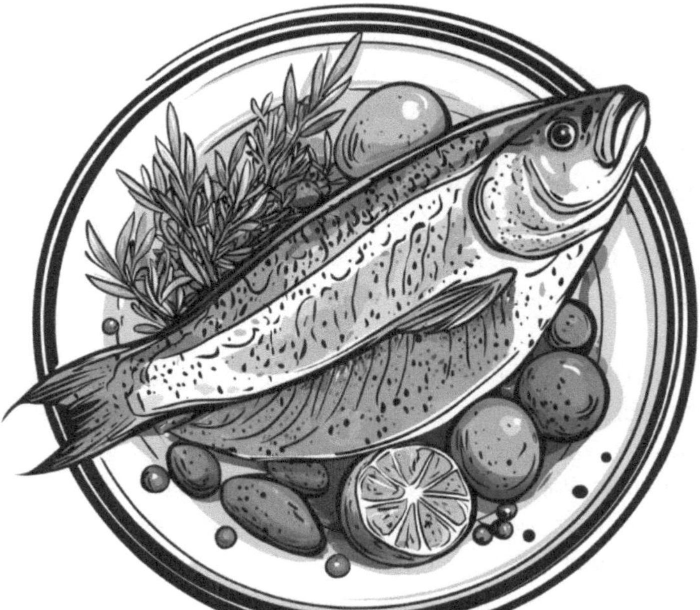

2. 1 Aliments de base tolérés

Le choix approprié des aliments de base joue un rôle décisif pour le bien-être dans les maladies inflammatoires chroniques de l'intestin. Les produits céréaliers, les sources de protéines et les légumes fournissent des nutriments essentiels, mais peuvent également provoquer des désagréments selon la tolérance individuelle. Les FODMAPs, les fibres et certaines méthodes de préparation influencent la digestion et doivent être pris en compte de manière ciblée. Cette section vous offre un aperçu pratique des groupes d'aliments tolérables et de leurs caractéristiques dans le contexte des MICI. Elle met en lumière les défis liés au choix des aliments et fournit des indications préliminaires pour une alimentation adaptée aux besoins. Découvrez ci-après comment, grâce à un choix et une préparation ciblés de vos aliments de base, vous pouvez soulager vos symptômes et améliorer votre qualité de vie.

Dans le cas des MICI, la tolérance aux aliments varie d'une personne à l'autre. Il est donc important d'observer sa propre tolérance et d'adapter son régime alimentaire en conséquence, par exemple en augmentant progressivement l'apport en fibres. Les aliments de base souvent bien tolérés sont le riz, le pain sans gluten, le quinoa, l'avoine, la viande maigre, la volaille, le poisson, les œufs, les produits laitiers sans lactose, les champignons et, selon la tolérance individuelle, les légumes cuits.

Produits céréaliers et alternatives

Dans le cas des maladies inflammatoires chroniques de l'intestin (MICI), le choix des produits céréaliers nécessite une attention particulière. Le blé et le seigle, riches en FODMAPs (oligosaccharides, disaccharides, monosaccharides fermentescibles et polyols), peuvent aggraver les symptômes chez certaines personnes, car ces sucres sont mal absorbés dans l'intestin grêle et fermentés dans le côlon [s29] [s30]. Cela peut entraîner des symptômes tels que des ballonnements, des douleurs abdominales et de la diarrhée. En revanche, le riz, le pain sans gluten, le quinoa et l'avoine, en particulier les produits à base d'avoine pure, sont souvent bien tolérés [s29] [s30] [s31]. Ce dernier contient Beta-Glucan, une fibre soluble qui peut avoir un effet positif sur la santé intestinale [s31]. Le Beta-Glucan est fermenté par la flore intestinale, ce qui peut modifier favorablement la composition du microbiote et stimuler la production d'acides gras à chaîne courte (AGCC) [s31]. Les AGCC servent de source d'énergie pour les cellules intestinales et ont des propriétés anti-inflammatoires. Dans le cas de la maladie cœliaque, une maladie auto-immune déclenchée par une intolérance au gluten, les produits à base d'avoine pure sont également appropriés, mais il convient de faire attention aux contaminations croisées lors de la transformation [s31]. Un petit-

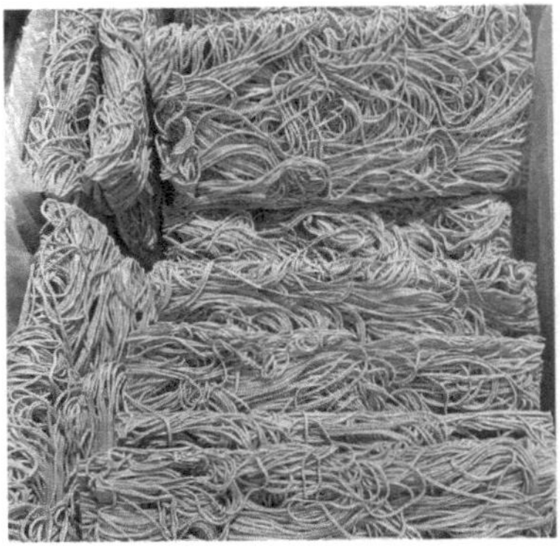

Farine de sarrasin [i12]

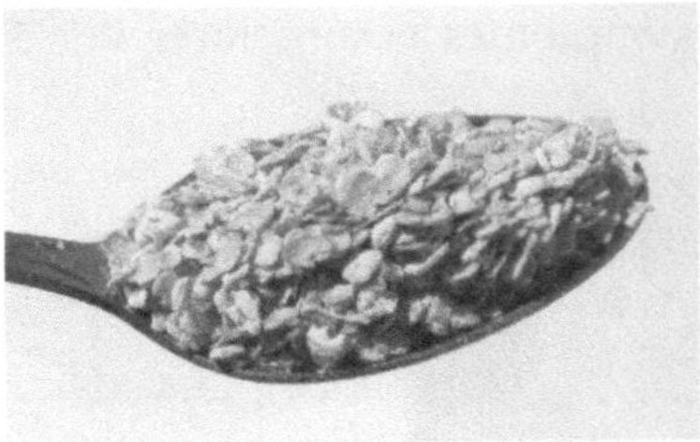

Flocons d'avoine [i13]

déjeuner à base de flocons d'avoine avec du lait de riz et des fruits à faible teneur en fructose (comme des bananes ou des baies) peut donc être une option tolérable et nutritive en cas de MICI. Le mediterrane_ernaehrung, riche en fibres, peut également avoir des effets positifs sur la santé intestinale en réduisant les facteurs inflammatoires [s29]. Cependant, la tolérance individuelle aux fibres varie en cas de MICI. Alors qu'une consommation élevée de fibres peut réduire le risque de MICI [s29], les aliments riches en fibres peuvent également aggraver les symptômes en cas de problèmes existants [s29]. Il est donc conseillé d'augmenter progressivement l'apport en fibres et d'observer la réaction individuelle du corps. En plus des produits céréaliers, les alternatives végétales offrent d'autres possibilités d'élargir le régime alimentaire. Le lait de soja, le lait de riz ou le lait de noix peuvent remplacer le lait de vache, et les substituts de viande à base de soja, de gluten de blé ou de légumineuses offrent une source alternative de protéines [s32]. En cas de fructose-intolérance, les aliments contenant moins de 3 g de fructose par portion et moins de 0,5 g de fructose libre par 100 g sont recommandés [s30]. La farine de sarrasin et les produits à base de maïs sont des alternatives céréalières appropriées [s30]. L'inuline, une fibre soluble d'origine végétale, agit comme un prébiotique et peut améliorer la santé intestinale en favorisant la croissance de bactéries bénéfiques et en augmentant la production d'AGCC [s33]. Cependant, l'inuline, tout comme les fibres, peut provoquer des effets secondaires tels que des ballonnements chez certains patients atteints de MICI [s33]. Il est donc également important d'adopter une posologie prudente et d'observer la tolérance individuelle.

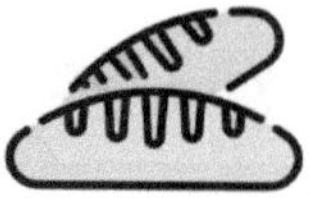

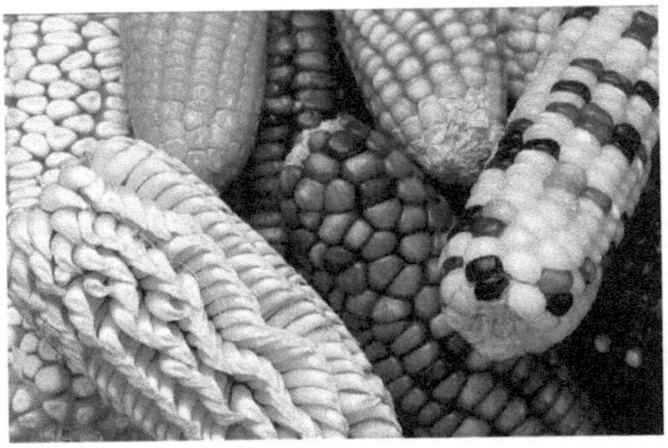

Maïs [i14]

Quinoa [i15]

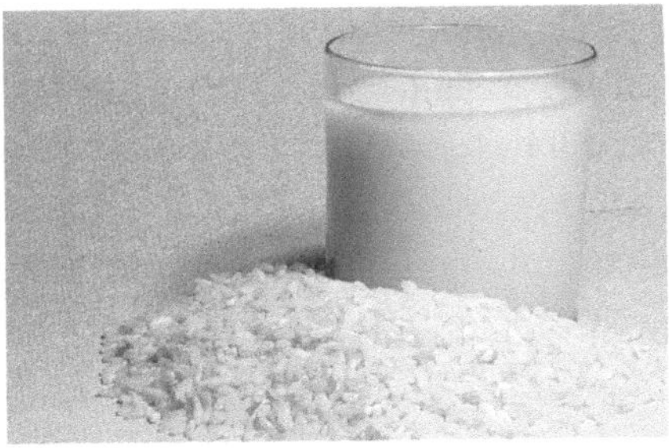

Lait de riz [i16]

Bon à savoir

Beta-Glucan

Le Beta-Glucan est une fibre soluble présente dans l'avoine. Il peut avoir un effet positif sur la santé intestinale en favorisant la croissance de bactéries bénéfiques et en stimulant la production d'acides gras à chaîne courte. Ces acides gras peuvent réduire l'inflammation dans l'intestin et fournir de l'énergie aux cellules intestinales.

FODMAPs

Les FODMAPs sont un groupe de glucides qui sont mal absorbés dans l'intestin grêle et peuvent être fermentés dans le côlon. Chez les personnes atteintes de MICI, la consommation de FODMAPs peut entraîner des symptômes tels que des ballonnements, des douleurs abdominales et de la diarrhée. Une réduction des FODMAPs dans l'alimentation peut aider à soulager ces symptômes.

Fructose-intolérance

La fructose-intolérance est une intolérance alimentaire dans laquelle le corps ne peut pas décomposer correctement le sucre des fruits (fructose). La consommation d'aliments contenant du fructose peut entraîner des troubles digestifs tels que des ballonnements, des douleurs abdominales et de la diarrhée.

Tolérance aux céréales

Tolérance de différents types de céréales

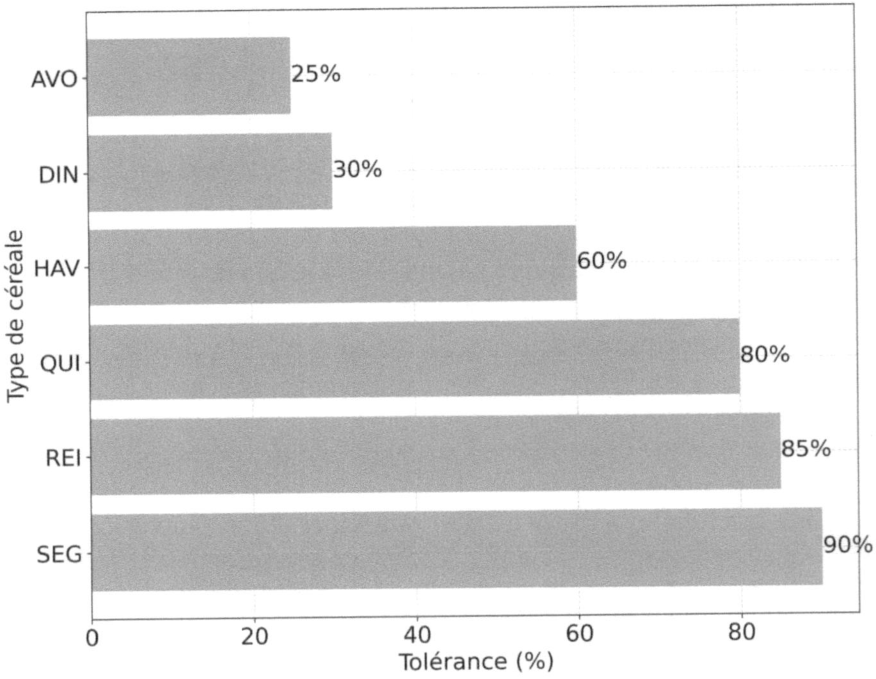

AVO: Avoine
DIN: Épeautre
HAV: Riz
QUI: Quinoa
REI: Seigle
SEG: Blé

L'avoine, le riz et le quinoa présentent une tolérance élevée. Le blé et le seigle ont une tolérance plus faible et devraient être limités ou évités si nécessaire. L'épeautre se situe dans la moyenne et peut être toléré différemment selon les individus.

Aliments riches en protéines

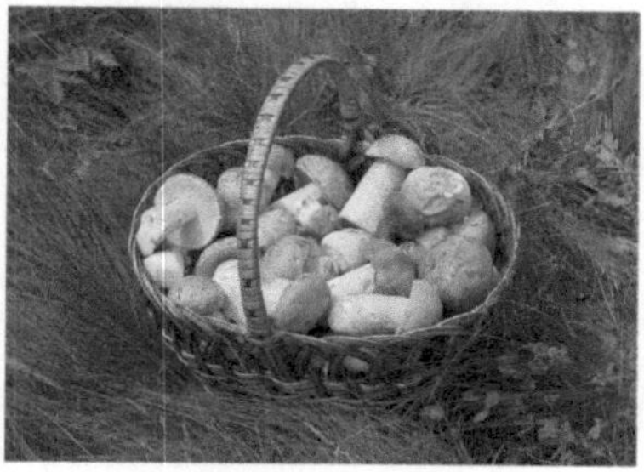

Champignon [i17]

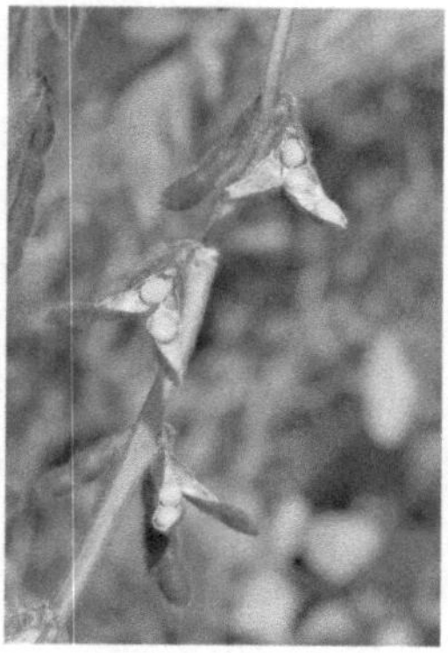

Soja [i18]

Les protéines sont indispensables au corps, en particulier pour la construction et la réparation des tissus, ce qui est particulièrement pertinent en cas de maladies inflammatoires chroniques de l'intestin (MICI). Les sources de protéines appropriées en cas de MICI sont la viande maigre, la volaille, le poisson, les œufs et certains produits laitiers – en particulier les variantes sans lactose, qui sont mieux tolérées par de nombreux patients [s34] [s35]. Par exemple, un yaourt à base de soja ou un lait sans lactose peuvent constituer une bonne alternative aux produits laitiers à base de lait de vache. En plus des produits d'origine animale, les champignons offrent également une précieuse source de protéines [s36]. Avec une teneur moyenne en protéines de 23,80 g pour 100 g de matière sèche, ils représentent une alternative économique et de haute qualité, fournissant également tous les acides aminés essentiels [s36]. Leur biodisponibilité pour le corps (60-70%) peut être améliorée par différentes méthodes de préparation [s36]. Les champignons peuvent être intégrés de manière polyvalente dans le plan alimentaire – que ce soit en accompagnement, dans des soupes, des sauces ou comme ingrédient de plats végétariens. Il est crucial, en cas de MICI, d'observer la tolérance individuelle aux aliments et, si nécessaire, de développer un "système de feux tricolores" personnel, comme le font certains patients [s35]. Ainsi, vous pouvez établir à long terme un plan alimentaire équilibré et tolérable qui répond à vos besoins individuels.

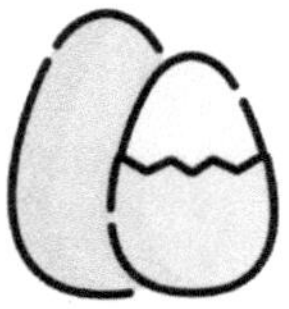

Bon à savoir

Acides aminés essentiels

Les acides aminés essentiels sont des éléments constitutifs des protéines que le corps ne peut pas produire lui-même et doit donc obtenir par l'alimentation. Ils sont importants pour la construction et la réparation des tissus, la fonction immunitaire et de nombreux autres processus métaboliques. En cas de MICI, l'absorption des nutriments, y compris des acides aminés, peut être altérée, il est donc important de consommer suffisamment de sources de protéines de haute qualité qui fournissent tous les acides aminés essentiels.

Biodisponibilité

La biodisponibilité indique dans quelle mesure un nutriment peut être absorbé et utilisé par le corps. Différents facteurs, tels que la préparation des aliments ou la combinaison avec d'autres aliments, peuvent influencer la biodisponibilité. En cas de MICI, il est important de choisir des aliments et des méthodes de préparation qui garantissent une haute biodisponibilité des nutriments.

Sources de protéines pour les MICI

Répartition des protéines végétales et animales pour une alimentation saine en cas de MICI.

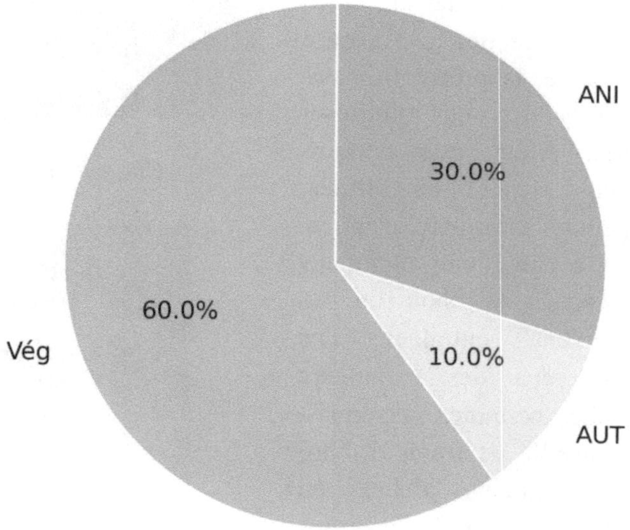

- ANI: Protéines animales maigres (poisson, volaille, œufs)
- AUT: Autres sources de protéines (yaourt grec, quinoa)
- Vég: Protéines végétales (légumineuses, tofu, noix, graines)

Ce graphique visualise un apport protéique équilibré mettant l'accent sur les sources végétales, qui sont généralement plus douces pour le système digestif lors des poussées de MICI. Bien que des protéines animales maigres soient incluses, la proportion plus élevée de protéines végétales reflète l'accent mis sur les aliments riches en fibres et en nutriments qui favorisent la santé intestinale.

Types de légumes et modes de préparation

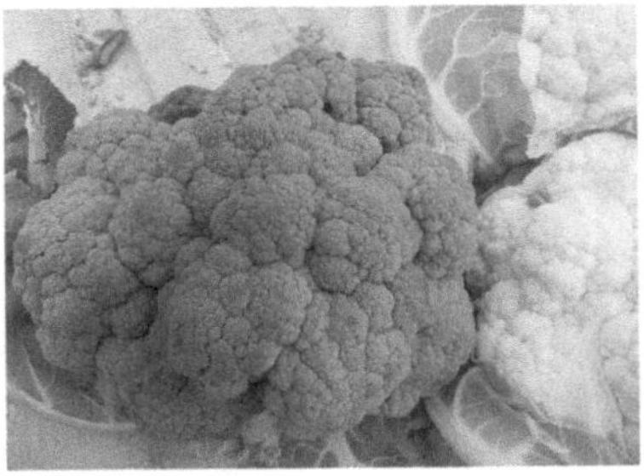

Chou-fleur [i19]

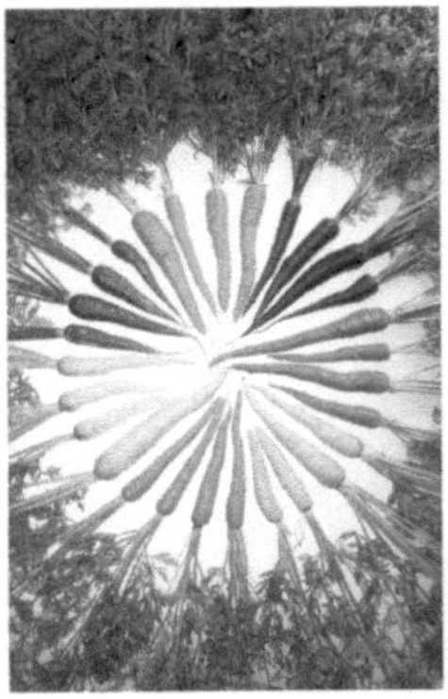

Carottes [i20]

Les légumes fournissent des vitamines, des minéraux et des fibres, qui sont essentiels à une alimentation saine. Cependant, dans le cas des maladies inflammatoires chroniques de l'intestin (MICI), le choix et la préparation des légumes sont cruciaux pour minimiser les inconforts. Alors que certains légumes sont riches en fibres, favorisant la santé intestinale, d'autres, en particulier les légumes flatulents comme le brocoli, le chou ou les oignons, peuvent entraîner des ballonnements et des douleurs abdominales chez certaines personnes. Il est donc conseillé de tester d'abord les légumes flatulents riches en fodmaps en petites quantités ou de les consommer cuits, car cela peut améliorer leur tolérance. Les légumes autorisés dans le régime spécifique des glucides (RSG), tels que les carottes, les courgettes ou les épinards, peuvent généralement être consommés sans problème, car ils sont pauvres en glucides complexes, qui pourraient entraîner une dysbiose bactérienne et donc des inflammations selon le RSG. Le régime du protocole auto-immun (PAI) offre également une orientation en mettant l'accent sur les légumes qui ne sont pas des solanacées, comme les légumes à feuilles vertes, les asperges ou le chou-fleur. Ainsi, un chou-fleur cuit à la vapeur avec du poisson cuit à la vapeur et du riz pourrait constituer un repas bien toléré et nutritif dans le cadre du PAI. La préparation joue également un rôle important. La cuisson à la vapeur, la cuisson ou l'ébullition rendent les légumes plus tendres et plus faciles à digérer. Les crudités sont souvent moins tolérées dans le cas des MICI, en particulier lors des phases actives de la maladie. Les soupes mixées ou les smoothies à base de légumes bien tolérés peuvent offrir une alternative douce et faciliter l'absorption des nutriments. Il est important d'observer la tolérance individuelle à différents types de légumes et modes de préparation et d'adapter le plan alimentaire en conséquence. Irritable Bowel Syndrome – FODMAP Trigger Food List. Monash University.

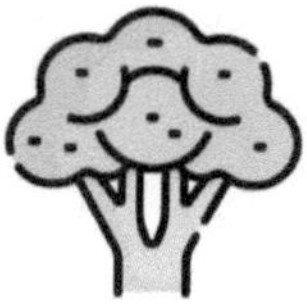

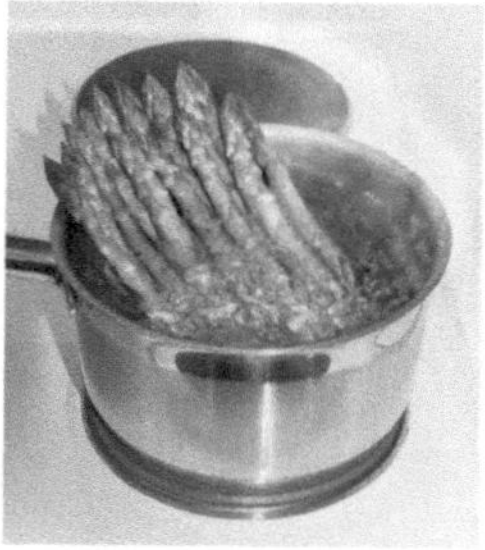

Asperge [i21]

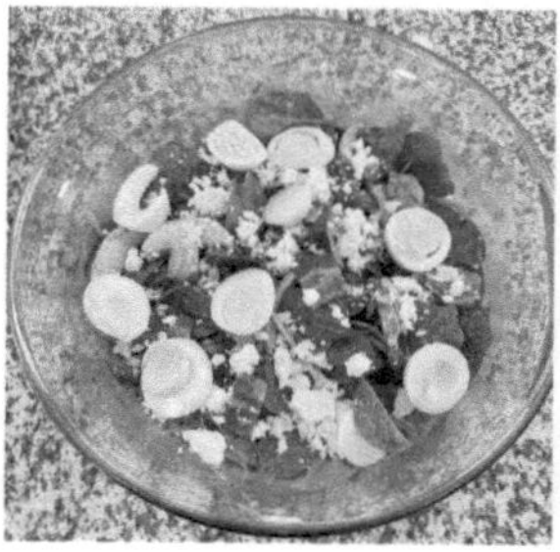

Épinards [i22]

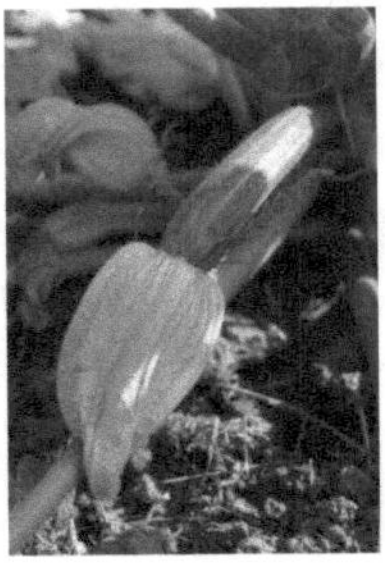

Courgette [i23]

Tolérance aux légumes dans les MII selon le mode de préparation

Visualisation de la tolérance aux légumes par mode de cuisson.

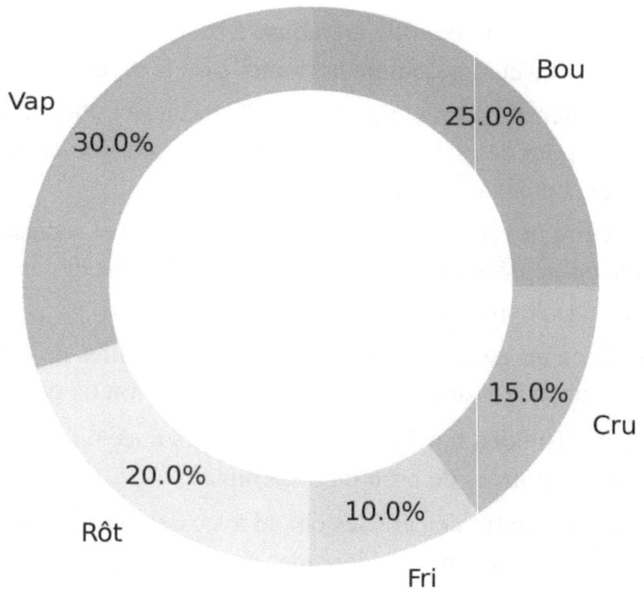

Bou: Bouilli

Cru: Cru

Fri: Frit

Rôt: Rôti

Vap: Vapeur

Les légumes cuits à la vapeur et bouillis présentent la tolérance la plus élevée, probablement en raison de leur texture plus douce et de leur teneur réduite en fibres par rapport aux légumes crus ou frits. Cela suggère que les patients atteints de MII pourraient bénéficier du choix de ces méthodes de préparation pour minimiser l'inconfort digestif. Bien que les légumes rôtis offrent un compromis, les options crues et frites sont généralement moins bien tolérées et doivent être consommées avec prudence.

Conseils concrets

- Découvrez le monde du millet et expérimentez avec différentes variétés de millet comme le millet brun ou le millet doré dans vos recettes.
- Moulez des céréales tolérables comme le riz ou l'avoine vous-même et préparez-en du pain ou des petits pains frais.
- Préparez-vous une bouillie crémeuse à base de riz cuit, de lait d'amande et d'épices comme la cannelle ou la cardamome.
- Faites griller des noix et des graines tolérables et utilisez-les comme garniture pour des salades ou des soupes, afin d'ajouter des nutriments précieux et de la texture.
- Faites cuire des pommes de terre avec leur peau et réduisez-les ensuite en purée avec un peu de bouillon tolérable et des herbes pour obtenir une soupe crémeuse.
- Remplacez les pâtes traditionnelles par des nouilles de légumes faites maison à base de courgettes, de carottes ou de patates douces.
- Créez des Buddha bowls colorés et nutritifs avec différentes céréales, légumes et sources de protéines tolérables.
- Préparez un gratin de céréales chaud avec des fruits et des noix tolérables comme un petit-déjeuner ou un dessert nourrissant et réconfortant.
- Faites germer des céréales tolérables comme le quinoa ou le sarrasin pour augmenter leur teneur en nutriments et leur digestibilité.

2. 2 Groupes d'aliments critiques

Les produits laitiers, les fibres et les épices/additifs jouent un rôle crucial dans les maladies inflammatoires chroniques de l'intestin (MICI). Leurs effets sur l'activité de la maladie sont complexes et parfois contradictoires. Alors que certains aliments peuvent favoriser l'inflammation ou affecter négativement la flore intestinale, d'autres offrent le potentiel d'atténuer les symptômes et de soutenir la santé intestinale. Cette section met en lumière les connaissances scientifiques actuelles sur ces groupes alimentaires critiques et leur influence sur les MICI. Elle aborde à la fois les risques potentiels et les opportunités que peut offrir une consommation ciblée ou un abstention. Obtenez des éclaircissements sur l'influence de votre alimentation sur les MICI et découvrez comment optimiser votre choix alimentaire.

Dans le cas des maladies inflammatoires chroniques de l'intestin, il est recommandé d'adopter un régime alimentaire individuel qui réduit les aliments hautement transformés avec des additifs et met l'accent sur des ingrédients frais, des herbes et des épices.

Produits laitiers et substituts

Les produits laitiers sont un sujet de débat controversé dans le contexte des maladies inflammatoires chroniques de l'intestin (MICI). Alors que certaines études observent une consommation élevée de produits laitiers chez les patients atteints de MICI [s37], d'autres suggèrent que les produits laitiers n'augmentent pas les biomarqueurs inflammatoires et peuvent même avoir des effets anti-inflammatoires [s38]. Il n'existe pas de preuves concluantes indiquant que les patients atteints de MICI souffrent plus souvent d'laktoseintoleranz que la population générale [s39]. Néanmoins, en cas de poussées aiguës ou d'intolérance au lactose existante, il est recommandé d'éviter les produits laitiers [s40]. Comme alternatives, on peut envisager des substituts végétaux enrichis en calcium ou des produits laitiers fermentés [s40]. Ces derniers, tels que le yaourt nature ou le kéfir, sont souvent mieux tolérés, car les micro-organismes qu'ils contiennent produisent de la lactase, qui décompose le sucre du lait, le lactose [s39]. Les fromages transformés et la crème peuvent être remplacés par des variétés de fromage fermenté. Les yaourts aromatisés contiennent souvent beaucoup de sucre, il est donc préférable d'opter pour des yaourts nature auxquels on ajoute soi-même du sucre [s38]. Les fromages durs, le yaourt et le kéfir contiennent également moins de lactose [s38]. En cas de problèmes de tolérance, des variantes sans lactose et de plus petites portions réparties tout au long de la journée peuvent aider [s38]. Le rôle du TGF-β contenu dans les produits laitiers, un facteur de croissance impliqué dans la régulation immunitaire, nécessite davantage de recherches en lien avec les MICI [s40]. Bien que les produits laitiers fournissent du calcium et d'autres nutriments essentiels [s41], les effets sur l'activité de la maladie et la flore intestinale dans le cadre des MICI ne sont pas encore complètement clarifiés et font l'objet de recherches supplémentaires [s37].

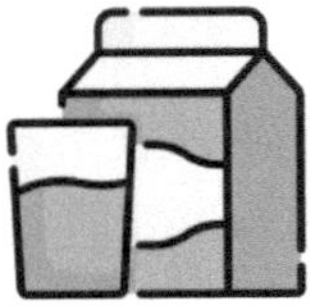

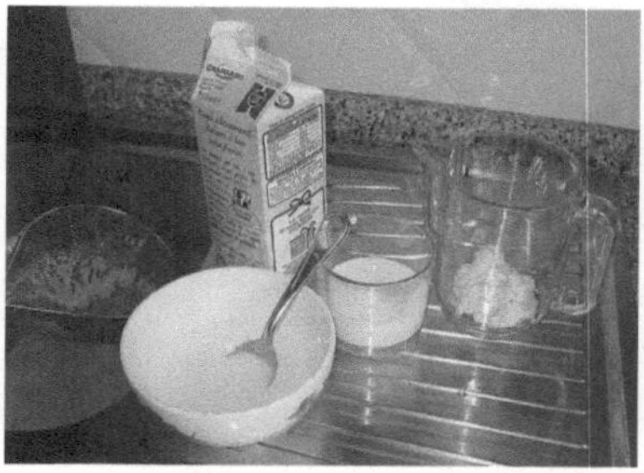

Kéfir [i24]

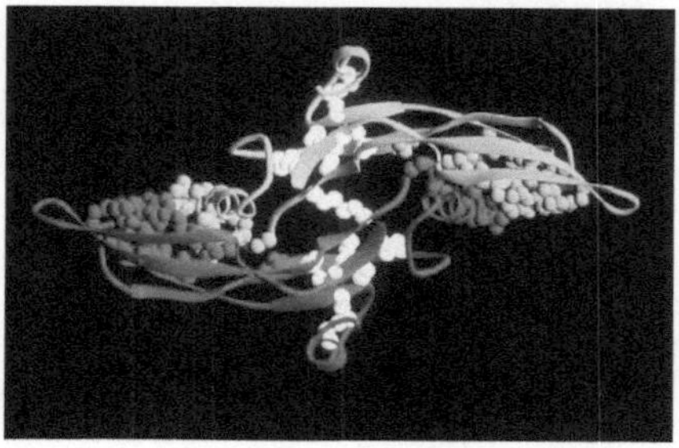

TGF-bêta [i25]

Bon à savoir

Biomarqueurs

Les biomarqueurs sont des paramètres biologiques mesurables qui peuvent indiquer un état ou une maladie spécifique. Dans le cadre des MICI, les biomarqueurs peuvent par exemple indiquer l'activité inflammatoire.

Calcium

Le calcium est un minéral essentiel pour la formation des os et la fonction musculaire. Étant donné que les produits laitiers sont une source principale de calcium, il est important d'utiliser des sources alternatives de calcium en cas d'évitement de ces produits afin de prévenir une carence.

Produits laitiers fermentés

Lors de la fermentation des produits laitiers, des bactéries transforment le lactose en acide lactique. Ainsi, les produits fermentés comme le yaourt ou le kéfir contiennent moins de lactose et sont souvent plus faciles à digérer. Les cultures bactériennes qu'ils contiennent peuvent également avoir un effet positif sur la flore intestinale.

Lactase

La lactase est une enzyme produite dans l'intestin grêle qui décompose le lactose en ses composants, le glucose et le galactose. Ces monosaccharides peuvent ensuite être absorbés par le corps.

Comparaison nutritionnelle : Produits laitiers et alternatives (Pertinent pour les MICI)

Nutriments clés dans les produits laitiers et leurs substituts courants

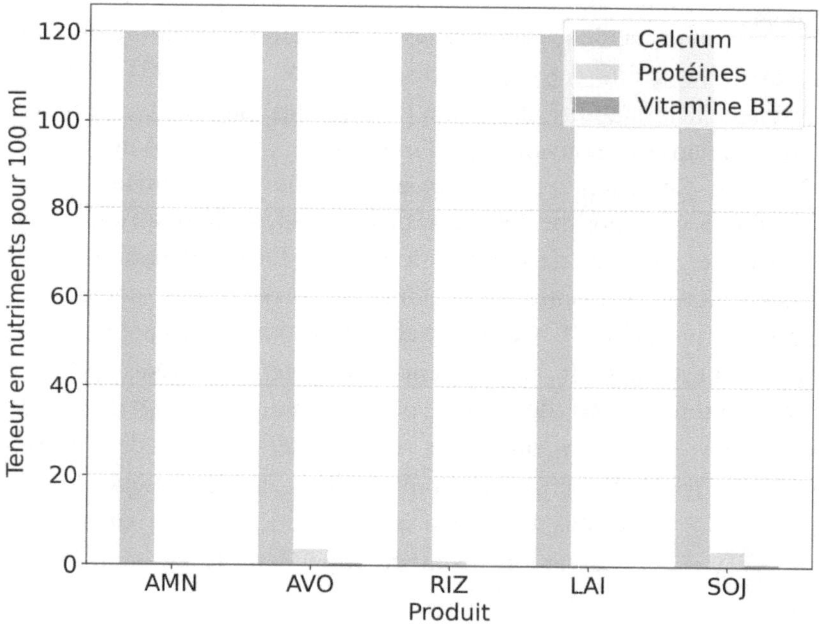

AMN: Lait d'amande

AVO: Lait de vache

LAI: Lait d'avoine

RIZ: Lait de riz

SOJ: Lait de soja

Ce graphique met en évidence les différents profils nutritionnels du lait de vache et de ses alternatives végétales. Alors que le lait de vache est riche en calcium et en protéines, certaines alternatives comme le lait de soja et d'amande peuvent offrir des quantités comparables grâce à l'enrichissement. Cependant, la vitamine B12, naturellement présente dans le lait de vache, est souvent absente des options végétales, sauf si elle est spécifiquement ajoutée. Les personnes atteintes de MICI qui envisagent des alternatives au lait doivent évaluer soigneusement leurs besoins nutritionnels et choisir des options enrichies ou des suppléments au besoin pour éviter les carences.

Aliments riches en fibres

Les fibres jouent un rôle important pour la santé intestinale, en particulier dans le cas des maladies inflammatoires chroniques de l'intestin. Une consommation élevée de fibres est associée à une incidence réduite de la maladie de Crohn, tandis que le lien avec la colite ulcéreuse reste encore flou [s42]. Les fibres contribuent à la stabilité de la muqueuse intestinale et peuvent réduire les inflammations, souvent par l'interaction avec la flore intestinale [s42]. Elles favorisent la croissance d'une flore intestinale diversifiée, qui à son tour supprime les bactéries nuisibles en rivalisant pour les nutriments et les sites de colonisation [s43]. La fermentation des fibres par les micro-organismes dans l'intestin produit des acides gras à chaîne courte (AGCC). Ceux-ci servent de source d'énergie pour les cellules intestinales et soutiennent l'intégrité des tissus [s43]. Une consommation élevée de fibres peut ralentir la progression de la maladie de Crohn et améliorer la qualité de vie des personnes concernées [s42]. De plus, les fibres augmentent le volume des selles, ce qui contribue à la dilution des toxines et à la réduction de la pression dans le côlon [s43]. Ceux qui souhaitent augmenter leur apport en fibres peuvent intégrer des produits céréaliers complets, des légumineuses, des fruits et des légumes dans leur alimentation. L'alimentation occidentale est souvent pauvre en fibres, ce qui peut conduire à une flore intestinale moins diversifiée [s43]. En revanche, le mediterrane_ernaehrung est riche en fibres et favorise une flore intestinale saine [s44].

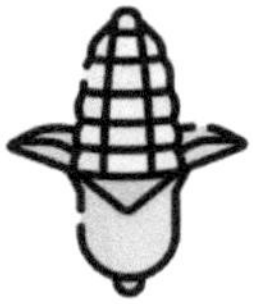

Bon à savoir

Colite ulcéreuse

La colite ulcéreuse est une maladie inflammatoire chronique de l'intestin qui affecte le côlon et le rectum. Elle provoque des inflammations et des ulcères dans la muqueuse intestinale et entraîne des symptômes tels que des diarrhées sanglantes, des crampes abdominales et une perte de poids. Une alimentation appropriée peut aider à soulager les symptômes et à éviter les poussées.

Teneur en fibres et tolérance des groupes alimentaires dans les MII

Teneur en fibres et tolérance des groupes alimentaires courants pour les personnes atteintes de MII, classées par taille de portion typique.

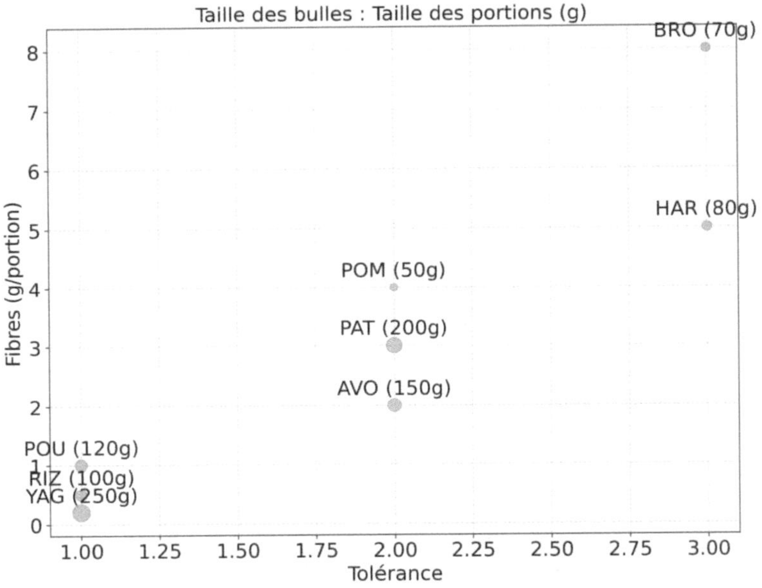

Blasengröße: Taille de la portion (g)

AVO: Flocons d'avoine

BRO: Brocoli

HAR: Haricots

PAT: Pâtes

POM: Pomme (pelée)

POU: Poulet

RIZ: Riz blanc

YAG: Yaourt (nature)

En général, les aliments bien tolérés ont tendance à avoir une teneur en fibres plus faible, tandis que certains aliments riches en fibres, bien que nutritifs, peuvent poser des problèmes aux personnes atteintes de MII. La taille des portions joue un rôle crucial dans la gestion de l'apport en fibres, en particulier pour les aliments moyennement tolérés. Une sélection et un contrôle minutieux des portions, même pour les aliments riches en fibres, peuvent contribuer à une alimentation équilibrée tout en minimisant l'inconfort digestif.

Épices et additifs

Les épices et les additifs peuvent avoir des effets à la fois positifs et négatifs sur l'évolution des maladies inflammatoires chroniques de l'intestin (CED). Alors que certaines épices possèdent des propriétés anti-inflammatoires, certains additifs peuvent favoriser l'inflammation ou affecter négativement la flore intestinale. L'Organisation internationale pour la recherche sur les maladies inflammatoires de l'intestin déconseille la consommation d'aliments contenant de fortes quantités d'additifs tels que les émulsifiants, les agents épaississants et les sulfites [s45]. Ces substances peuvent avoir un impact défavorable sur l'évolution des CED. Les émulsifiants sont par exemple soupçonnés de perturber la barrière intestinale et d'aggraver l'inflammation [s46]. Les conservateurs, les antioxydants et les exhausteurs de goût peuvent également modifier la composition de la flore intestinale et ainsi nuire à la santé intestinale [s46]. Les édulcorants artificiels sont également en discussion, car ils peuvent influencer la flore intestinale et le métabolisme [s46] [s47]. En revanche, les épices offrent souvent des effets positifs. Le gingembre et le cumin sont réputés pour leurs propriétés anti-inflammatoires et peuvent ainsi contribuer positivement à l'atténuation des symptômes des CED [s48]. Les aliments riches en polyphénols peuvent également avoir un effet anti-inflammatoire et renforcer la barrière intestinale [s45]. Ceux qui souhaitent modifier leur alimentation devraient donc privilégier les épices naturelles et éviter les aliments hautement transformés contenant de nombreux additifs. Un passage à des ingrédients frais et non transformés et l'utilisation d'herbes et d'épices pour assaisonner peuvent constituer un premier pas.

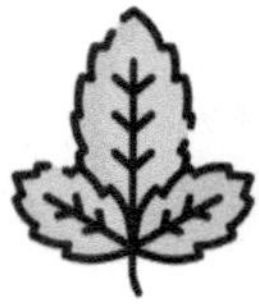

Bon à savoir

Aliments riches en polyphénols

Les aliments riches en polyphénols contiennent un groupe d'antioxydants présents dans les plantes. Des exemples incluent les baies, les raisins, le chocolat noir et le thé vert. Les polyphénols peuvent avoir des effets anti-inflammatoires et renforcer la barrière intestinale, ce qui peut être bénéfique pour les personnes atteintes de CED.

Conservateurs

Les conservateurs sont ajoutés aux aliments pour inhiber la croissance de micro-organismes tels que les bactéries ou les moisissures, prolongeant ainsi leur durée de conservation. Chez les personnes sensibles atteintes de CED, certains conservateurs peuvent perturber la flore intestinale et favoriser l'inflammation.

Maladies inflammatoires chroniques de l'intestin

Les maladies inflammatoires chroniques de l'intestin (CED) sont un groupe de maladies qui affectent le tractus digestif et entraînent des inflammations persistantes. Les formes les plus courantes de CED sont la maladie de Crohn et la colite ulcéreuse. Les symptômes peuvent varier de douleurs abdominales et de diarrhée à des complications graves. L'alimentation joue un rôle important dans le traitement des CED.

Compatibilité des épices

Compatibilité des épices avec les MICI

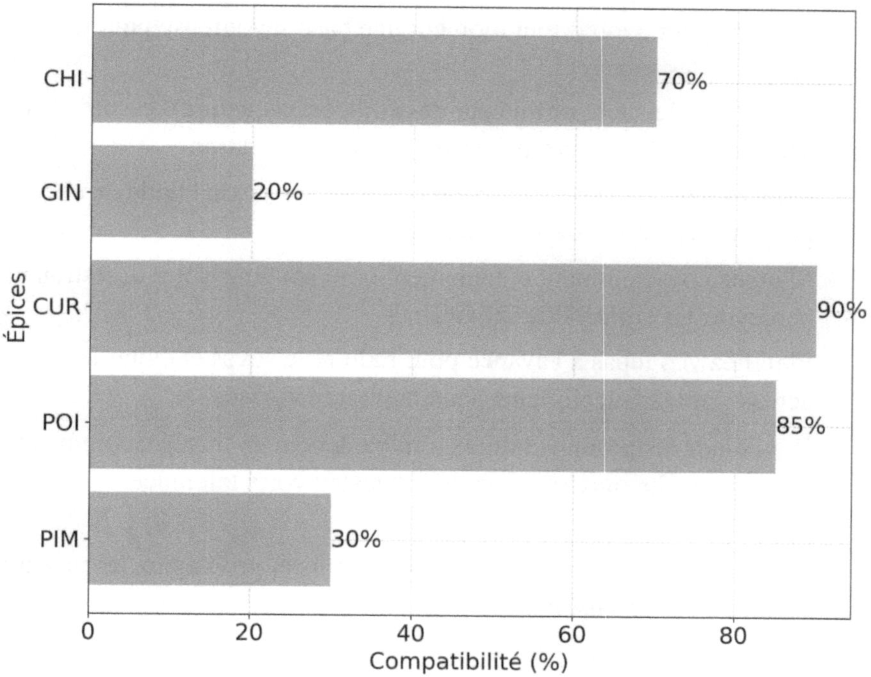

CHI: Piment

GIN: Gingembre

POI: Poivre

CUR: Curcuma

PIM: Cumin

Le curcuma et le gingembre montrent la meilleure compatibilité, suivis du cumin. Le piment et le poivre ont une compatibilité significativement plus faible et doivent être consommés avec prudence. Cependant, les réactions individuelles peuvent varier.

Conseils concrets

- Transformez des fruits mûrs en compote pour rendre les fibres plus digestes tout en préservant les vitamines.
- Séchez vous-même les herbes et les épices pour garantir toute la puissance aromatique et le contrôle des ingrédients.
- Préparez votre propre bouillon de légumes et congelez-le par portions pour avoir à tout moment une base savoureuse pour les soupes et les sauces.
- Remplacez le sucre raffiné par des édulcorants naturels comme les dattes, le miel ou le sirop d'érable – avec modération.
- Utilisez des huiles douces comme l'huile d'olive ou l'huile de coco pour la préparation de vos plats.
- Mangez consciemment et lentement pour soutenir votre digestion et percevoir les signaux de satiété.
- Planifiez vos repas à l'avance pour réduire le stress et éviter les achats impulsifs d'aliments hautement transformés.
- Privilégiez les produits laitiers à faible teneur en lactose, comme le fromage à pâte dure ou le yaourt, et testez votre tolérance individuelle.
- Faites attention à la qualité de vos aliments et privilégiez les produits régionaux et de saison.

2. 3 Méthodes de cuisson douces

Les méthodes de cuisson douces sont essentielles pour une alimentation tolérable et néanmoins riche en nutriments dans le cas des maladies inflammatoires chroniques de l'intestin (MICI). Elles minimisent la charge sur le système digestif sensible et facilitent l'absorption des nutriments, en particulier lors des phases aiguës. Il est important de choisir la bonne méthode pour chaque aliment et d'éviter les substances irritantes indésirables. Ce chapitre présente différentes techniques de cuisson douces telles que la cuisson à la vapeur, le braisage et les méthodes à basse température, et explique comment elles soutiennent la digestion et optimisent l'absorption des nutriments. Le fait de réduire en purée et de passer les aliments comme moyen d'adapter la consistance des aliments est également abordé. Découvrez comment, grâce à une préparation adéquate, vous pouvez créer des plats savoureux et bien tolérés qui répondent à vos besoins individuels en cas de MICI.

La cuisson à la vapeur et le braisage préservent les vitamines et facilitent la digestion, en particulier en cas de maladies inflammatoires chroniques de l'intestin, car ils ramollissent les fibres et nécessitent peu ou pas de matières grasses.

Cuisson à la vapeur et à l'étouffée

La cuisson à la vapeur et à l'étouffée fait partie des méthodes de cuisson les plus douces et est donc particulièrement recommandée en cas de maladies inflammatoires chroniques de l'intestin. Elles préservent les vitamines et les nutriments, car les aliments ne sont pas cuits directement dans la graisse et sont seulement chauffés brièvement. Les fibres deviennent plus tendres, ce qui facilite la digestion et préserve la muqueuse intestinale irritée. De plus, peu ou pas de graisse est nécessaire, ce qui est particulièrement avantageux en cas d'intolérances aux graisses, souvent associées aux CED. Lors de la cuisson à la vapeur, les aliments cuisent dans la vapeur d'eau chaude, sans entrer directement en contact avec l'eau. Cela permet de préserver en grande partie les vitamines hydrosolubles telles que la vitamine C et les vitamines B. La cuisson à la vapeur est idéale pour des légumes comme le brocoli ou les carottes, mais aussi pour le poisson et la viande. Un panier vapeur pour casserole est une option économique. Ainsi, une casserole normale se transforme rapidement en cuiseur vapeur. Des appareils de cuisson à la vapeur spéciaux, qui offrent généralement plusieurs niveaux pour cuire différents aliments en même temps, sont également disponibles dans le commerce. En revanche, l'étouffée cuit les aliments dans peu de liquide. La vapeur produite permet une cuisson douce. Contrairement à la cuisson à la vapeur, les aliments absorbent le goût du liquide utilisé – eau, bouillon ou même jus de fruits. L'étouffée est particulièrement adaptée aux légumes délicats comme les épinards ou les courgettes, mais aussi à la viande tendre. Un aspect important de l'étouffée est le choix de la casserole appropriée. Une casserole à fond épais et avec un couvercle bien ajusté répartit la chaleur uniformément et empêche les aliments de brûler. La cuisson à la vapeur et l'étouffée offrent de nombreuses possibilités de préparation. On peut ajouter des épices et des herbes directement aux aliments ou dans l'eau de cuisson à la vapeur/étouffée pour intensifier la saveur. Par exemple, le gingembre frais donne une note particulière au poisson cuit à la vapeur. Les marinades peuvent également être utilisées avant la cuisson. Cependant, il convient d'éviter les ingrédients fortement irritants comme le piment ou le poivre, qui peuvent provoquer des symptômes chez les personnes atteintes de CED. Les temps de cuisson varient selon les aliments et la texture souhaitée. Les légumes doivent être cuits à la vapeur ou étouffés jusqu'à ce qu'ils soient croquants, mais pas trop mous.

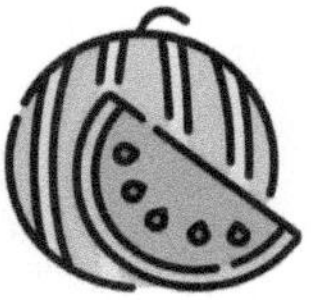

Pour préserver au mieux la teneur en vitamines, des temps de cuisson courts sont idéaux. Le poisson et la viande cuisent généralement un peu plus longtemps. Une mesure de la température centrale permet de s'assurer que les aliments sont bien cuits. En plus de la préparation douce, la cuisson à la vapeur et l'étouffée offrent d'autres avantages pour les personnes atteintes de CED. La digestibilité des aliments ainsi préparés soulage l'intestin. Grâce à cette méthode de cuisson douce, les aliments conservent également une apparence attrayante en couleur et en forme, ce qui stimule l'appétit. Un plan de repas varié avec des légumes, du poisson et de la viande cuits à la vapeur ou étouffés contribue à une alimentation équilibrée, particulièrement importante en cas de maladies inflammatoires chroniques de l'intestin. Pour ceux qui recherchent une méthode de préparation à la fois digeste et savoureuse, la cuisson à la vapeur et l'étouffée sont idéales. Elles permettent une préparation respectueuse des nutriments de divers aliments et soutiennent ainsi une alimentation favorable à l'intestin. En évitant trop de graisse et d'épices fortement irritantes, ces méthodes de cuisson contribuent à soulager les symptômes et à soutenir la digestion. Avec un peu de pratique, il est possible de préparer des plats savoureux et bien tolérés qui facilitent le quotidien des personnes atteintes de CED. Par exemple, un saumon cuit à la vapeur avec du brocoli et des pommes de terre cuites à l'étouffée peut constituer un repas complet et digeste. La préparation douce préserve les précieuses acides gras oméga-3 du saumon et les vitamines des légumes.

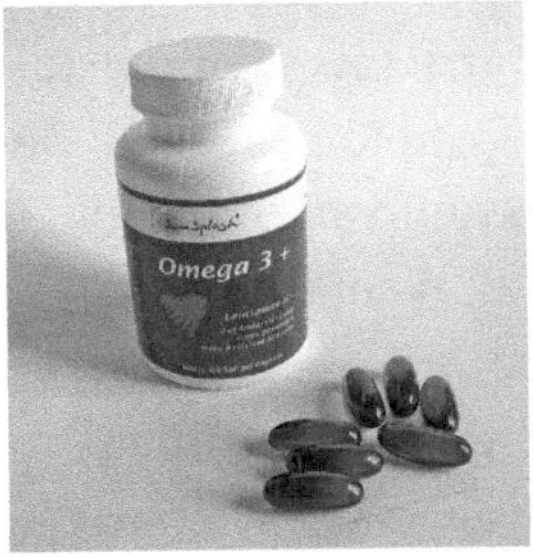

Acides gras oméga-3 [i26]

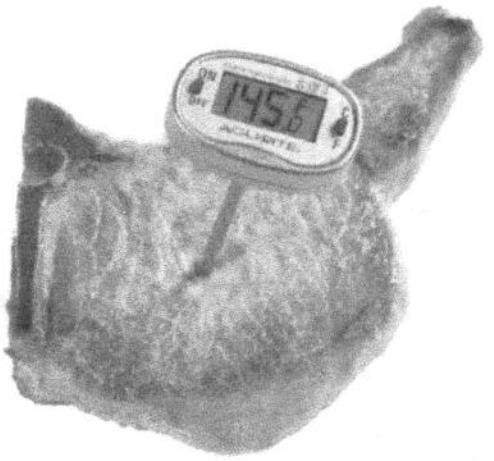

Mesure de la température à cœur [i27]

Bon à savoir

CED

Abréviation des maladies inflammatoires chroniques de l'intestin, caractérisées par des inflammations récurrentes dans le tractus digestif. Les méthodes de cuisson douces peuvent aider à soulager les symptômes, car elles minimisent l'irritation de l'intestin.

Vitamine C

Un antioxydant important qui renforce le système immunitaire et aide à la cicatrisation. Grâce à des méthodes de cuisson douces comme la cuisson à la vapeur, elle est préservée et peut ainsi soutenir les processus de guérison en cas de CED.

Vitamines B

Un groupe de vitamines importantes pour diverses fonctions corporelles, y compris la production d'énergie et le fonctionnement des nerfs. La cuisson à la vapeur préserve ces vitamines, qui peuvent être importantes pour la régénération de la muqueuse intestinale en cas de CED.

Mesure de la température centrale

Permet un contrôle précis de l'état de cuisson, ce qui est particulièrement important pour la viande ou le poisson délicats, afin d'assurer une cuisson adéquate tout en préservant les nutriments. Cela est pertinent pour les patients atteints de CED, car des aliments insuffisamment cuits peuvent contenir des agents pathogènes qui aggravent les symptômes.

Rétention des nutriments pendant la cuisson

Comparaison de la rétention des nutriments entre l'ébullition, la cuisson à la vapeur et le mijotage.

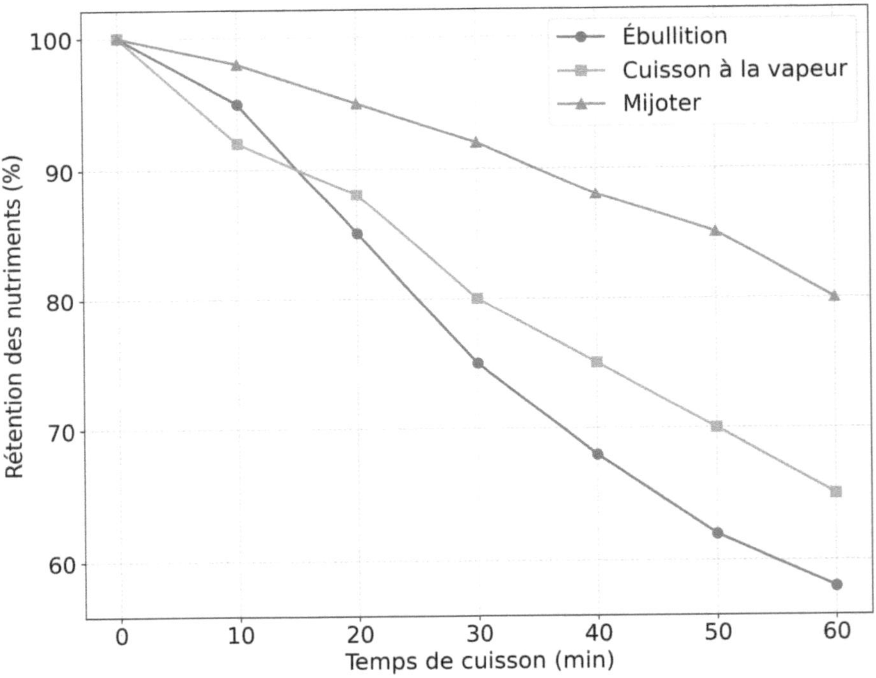

La cuisson à la vapeur et le mijotage conservent généralement plus de nutriments que l'ébullition, surtout pour des temps de cuisson plus courts. Bien que l'ébullition montre une baisse plus rapide au départ, toutes les méthodes finissent par entraîner une perte de nutriments avec l'augmentation du temps de cuisson. Le mijotage, bien que plus lent, affiche la meilleure rétention des nutriments sur des périodes plus longues, ce qui suggère qu'il s'agit d'une méthode plus douce pour préserver les vitamines et les minéraux.

Méthodes à basse température

Les méthodes à basse température, telles que la cuisson Sous-Vide et la cuisson à basse température au four, offrent une autre possibilité de préparer les aliments de manière douce et digeste. Elles conviennent particulièrement aux personnes atteintes de maladies inflammatoires chroniques de l'intestin, car elles préservent au mieux la structure des aliments et leur teneur en nutriments. Grâce à un contrôle précis de la température et à de longues durées de cuisson, les plats sont cuits uniformément et restent juteux. De plus, les morceaux de viande coriaces deviennent tendres et plus digestes. Les températures basses – généralement entre 50 °C et 85 °C – minimisent la formation de substances nocives qui peuvent se développer à des températures plus élevées et alourdir le système digestif. Lors de la cuisson Sous-Vide, les aliments sont scellés sous vide et cuits dans un bain-marie à température constante. Cette méthode permet une cuisson particulièrement uniforme et préserve la saveur naturelle des aliments. Le poisson, la viande et les légumes peuvent ainsi être préparés de manière à préserver les vitamines. Un poché de poisson cuit à environ 55 °C dans un cuiseur Sous-Vide conserve sa structure délicate et ses précieux acides gras oméga-3. La cuisson à basse température au four fonctionne de manière similaire, mais sans mise sous vide. Les aliments sont cuits à basse température dans le four, idéalement avec un thermomètre à viande pour contrôler la température centrale. Cette méthode convient bien pour les morceaux de viande plus gros ou les volailles entières. Là encore, les plats restent juteux et tendres, facilitant la digestion. Dans les deux méthodes, le respect des temps de cuisson et des températures est crucial pour un résultat sûr et optimal. Des informations sur les températures centrales recommandées et les temps de cuisson pour différents aliments se trouvent dans des tableaux et des guides appropriés. Pour rendre les plats plus aromatiques, des marinades ou des épices peuvent être utilisées. Il convient d'éviter les

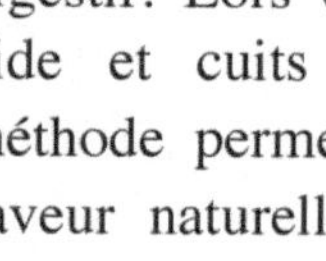

épices fortement irritantes qui pourraient alourdir le système digestif, comme c'est le cas avec d'autres méthodes de cuisson. Ainsi, un filet de poulet mariné aux herbes méditerranéennes, cuit au four à 65 °C, peut constituer un repas digeste et savoureux pour les personnes atteintes de CED. La préparation douce préserve la jutosité de la viande et facilite la digestion.

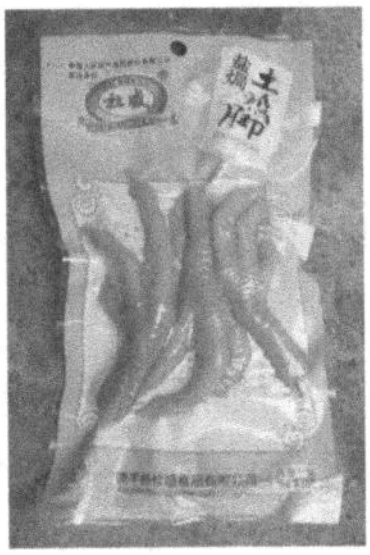

Mise sous vide [i28]

Bon à savoir

Pochage

Le pochage est une méthode de cuisson où les aliments sont cuits dans un liquide à basse température. Cette méthode est particulièrement douce et convient bien aux aliments délicats comme le poisson. Le pochage préserve les nutriments et la structure délicate des aliments, ce qui facilite la digestion en cas de maladies inflammatoires chroniques de l'intestin.

Sous-Vide

Le Sous-Vide est une méthode de cuisson où les aliments sont emballés sous vide et cuits dans un bain-marie à basse température. Cette méthode est particulièrement douce pour le système digestif, car elle cuit les aliments uniformément et préserve les nutriments. Elle minimise également la formation de substances irritantes qui peuvent se développer à des températures plus élevées. De plus, l'emballage sous vide permet de mieux conserver les arômes et les vitamines, ce qui est particulièrement avantageux pour un système digestif sensible.

Température centrale

La température centrale est la température à l'intérieur d'un aliment. Le contrôle de la température centrale est important lors de la cuisson à basse température pour s'assurer que l'aliment est bien cuit et peut être consommé en toute sécurité, sans alourdir le système digestif. En particulier pour les maladies inflammatoires chroniques de l'intestin, il est essentiel de prêter attention à la bonne température centrale pour garantir une destruction suffisante des germes.

Températures de cuisson optimales pour les MICI

Répartition des températures de cuisson idéales pour une préparation douce des aliments.

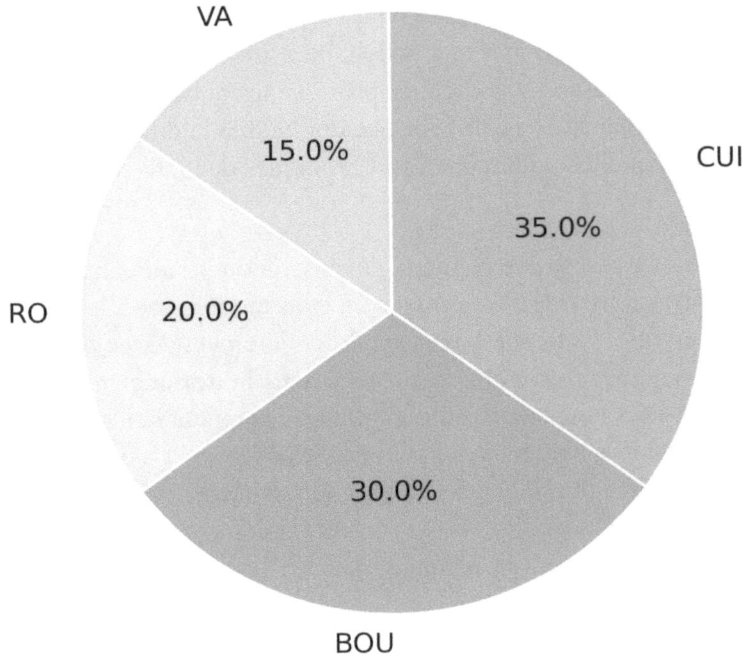

BOU: Bouillir

RO: Rôtissage

CUI: Cuisson à la vapeur

VA: Cuisson au four

Le graphique souligne l'importance des températures de cuisson plus basses pour les personnes atteintes de MICI. La cuisson à la vapeur et le mijotage représentent des portions importantes, soulignant les méthodes de cuisson douces qui préservent les nutriments et minimisent les tensions digestives. Bien que la cuisson au four et le rôtissage soient inclus, ils représentent une plus petite proportion, ce qui suggère que ces méthodes devraient être utilisées avec plus de discernement. L'accent mis sur les températures plus basses s'aligne sur les recommandations diététiques pour les MICI, favorisant une digestion plus facile et réduisant l'irritation potentielle de l'intestin.

Réduction en purée et passage

La réduction en purée et le passage représentent des procédés précieux pour adapter la consistance des aliments et ainsi optimiser l'absorption des nutriments en cas de maladies inflammatoires chroniques de l'intestin. En particulier lors des phases aiguës de la maladie, les aliments en purée et de consistance crémeuse facilitent l'ingestion et favorisent la tolérance [s49]. Grâce à leur texture fine, la charge mécanique sur l'intestin est réduite, ce qui peut contribuer à soulager les symptômes. La réintroduction progressive d'aliments cuits et réduits en purée aide également à s'habituer à des aliments plus solides et à un retour progressif à une alimentation plus équilibrée [s49]. Tous les aliments ne bénéficient pas de la même manière de la réduction en purée. Les légumes avec une faible teneur en fibres alimentaires insolubles dans l'eau, comme les carottes cuites ou les courgettes, deviennent plus digestes lorsqu'ils sont réduits en purée [s50]. Pour les fruits à faible teneur en ces fibres, la réduction en purée – ou alternativement la transformation en jus – est également recommandée pour absorber des nutriments précieux sans la charge supplémentaire des fibres [s50]. Les légumineuses, connues pour leur richesse en fibres, peuvent être rendues plus tolérables par épluchage, passage et cuisson prolongée. Cela réduit la proportion de fibres alimentaires insolubles dans l'eau et améliore la digestibilité [s50]. Un curry de pois chiches finement réduit en purée avec du riz cuit à la vapeur et des épinards cuits à la vapeur et réduits en purée peut ainsi constituer un repas à la fois digeste et riche en nutriments. La préparation douce et

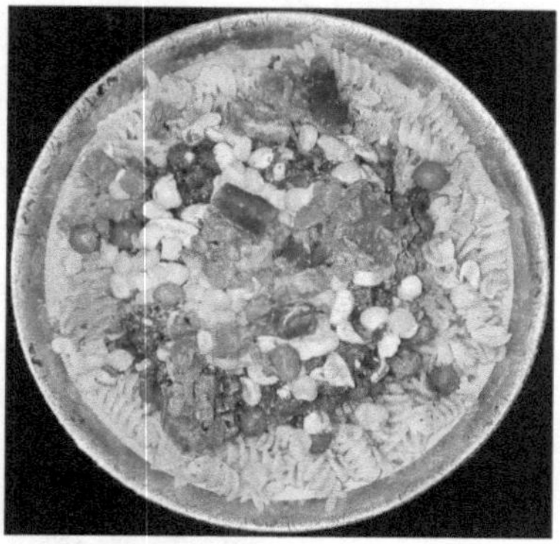

Curry de pois chiches [i30]

la consistance molle soutiennent la digestion et réduisent la charge sur l'intestin.

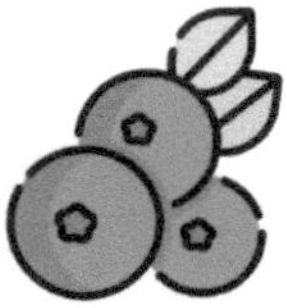

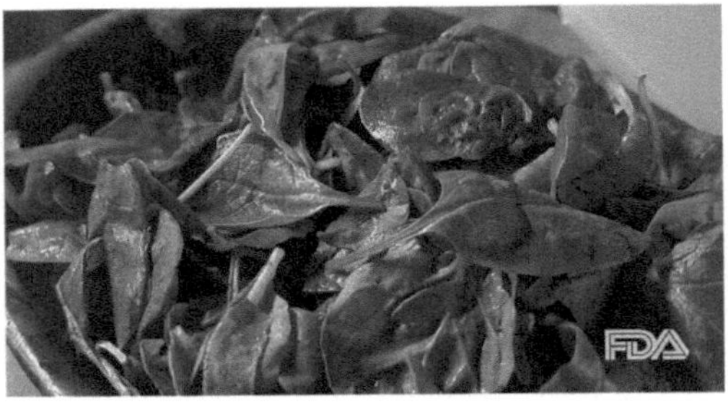

Fibres alimentaires [i29]

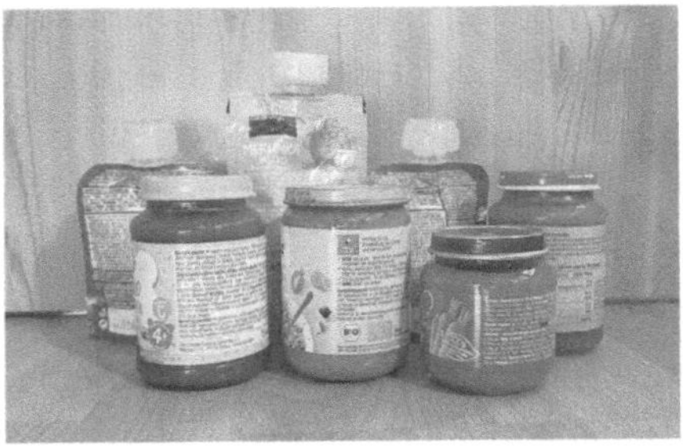

Mixer [i31]

Bon à savoir

Fibres alimentaires insolubles dans l'eau

Les fibres alimentaires insolubles dans l'eau gonflent dans l'intestin et peuvent provoquer des ballonnements, des douleurs abdominales et des crampes chez les patients atteints de CED en phase aiguë. En réduisant en purée ou en passant des aliments riches en fibres alimentaires insolubles, comme les légumineuses ou les produits à grains entiers, la tolérance peut être améliorée.

Traitement des aliments pour les MII

Visualisation de l'adéquation des méthodes de traitement des aliments pour les MII.

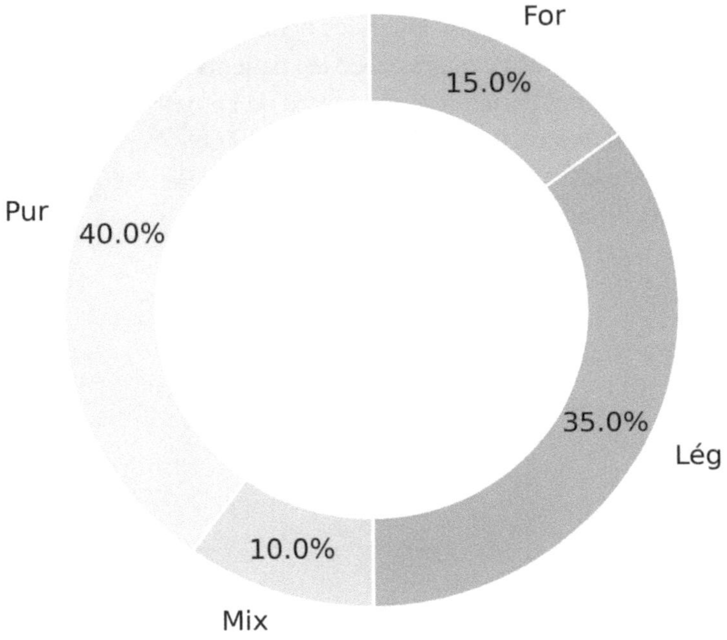

For: Fortement transformé (p. ex. frit)

Lég: Légèrement transformé (p. ex. cuit à la vapeur)

Mix: Cru/Non transformé

Pur: En purée/Passé au tamis

Les purées et les aliments passés au tamis représentent les options les plus digestes pour les personnes atteintes de MII pendant les poussées, minimisant ainsi la pression sur le système digestif. Les aliments légèrement transformés offrent un équilibre entre digestibilité et valeur nutritionnelle, mais peuvent devoir être limités en cas de maladie active. Les aliments crus et fortement transformés sont généralement moins adaptés en raison de leur potentiel à exacerber les symptômes. L'accent mis sur les aliments peu transformés et faciles à digérer souligne l'importance des ajustements alimentaires dans la gestion des MII.

Conseils concrets

- Expérimentez avec la cuisson à la vapeur dans différents liquides comme le lait de coco ou le jus de pomme non sucré pour varier le goût de vos plats.
- Enveloppez le poisson ou les légumes dans du papier sulfurisé avant de les cuire à la vapeur pour obtenir un résultat particulièrement aromatique.
- Cuisez vos légumes à la vapeur dans un wok sur un lit d'herbes fraîches comme le thym et le romarin.
- Ajoutez un peu de pomme râpée lors de la cuisson à la vapeur de légumes racines pour intensifier la douceur et favoriser la digestibilité.
- Réduisez en purée des légumes cuits à la vapeur pour en faire des sauces crémeuses et des dips à servir avec du poisson ou de la viande cuits à la vapeur.
- Cuisez des fruits comme des pommes ou des poires à la vapeur avec un peu de cannelle et de miel pour un dessert digestible et aromatique.
- Combinez des aliments cuits à la vapeur et des aliments étuvés pour créer des plats variés et riches en textures.
- Préparez un liquide de cuisson à la vapeur à base de bouillon de légumes et de vin blanc pour cuire délicatement le poisson et les fruits de mer.
- Profitez de la chaleur résiduelle du cuiseur vapeur pour sécher des herbes ou des épices et ainsi conserver leur arôme.
- Congelez des portions de légumes cuits à la vapeur pour préparer rapidement et facilement un repas sain.

Révision - 2. Choix et préparation des aliments

Le choix et la préparation des aliments jouent un rôle décisif pour votre bien-être en cas de maladies inflammatoires chroniques de l'intestin (MICI). Il s'agit de développer un plan nutritionnel individuel qui soulage vos symptômes tout en garantissant un apport suffisant en nutriments. Il est important de prendre en compte non seulement les aliments eux-mêmes, mais aussi leur préparation. Le chemin vers une alimentation favorable à l'intestin nécessite de l'expérimentation et de la patience, car la tolérance aux aliments peut varier considérablement d'une personne à l'autre.

Commencez par choisir consciemment vos produits céréaliers. Le blé et le seigle peuvent poser problème en raison de leur teneur élevée en FODMAP. Préférez plutôt le riz, le quinoa, le maïs ou le pain sans gluten. L'avoine, en particulier sous sa forme pure, est également un bon choix, car elle contient du bêta-glucane, une fibre soluble qui peut avoir un effet positif sur la santé intestinale. Faites attention aux produits à base d'avoine sans gluten en cas de maladie cœliaque et aux risques de contamination croisée. Complétez votre alimentation avec des alternatives végétales au lait, comme le lait de soja, de riz ou de noix. En cas d'intolérance au fructose, choisissez des aliments à faible teneur en fructose, comme la farine de sarrasin et les produits à base de maïs. N'oubliez pas d'augmenter progressivement votre apport en fibres et d'observer votre réaction individuelle, car bien que les fibres favorisent la santé intestinale, elles peuvent parfois aggraver les symptômes.

Il est également important d'être prudent dans le choix des sources de protéines. La viande maigre, la volaille, le poisson, les œufs et les produits laitiers sans lactose sont généralement bien tolérés. Les champignons offrent une précieuse source de protéines végétales, fournissant tous les acides aminés essentiels. Expérimentez avec différentes méthodes de préparation pour optimiser l'absorption des nutriments. Observez votre tolérance individuelle et, si nécessaire, établissez un "système de feux tricolores" personnel pour les aliments afin d'adapter votre plan nutritionnel à vos besoins à long terme. Intégrez des légumes dans votre alimentation, mais faites attention à leur préparation. La cuisson à la vapeur, le braisage ou la cuisson à basse température rendent les légumes plus digestes que les crudités, qui peuvent souvent poser problème lors des phases actives de la maladie. Les soupes mixées ou les smoothies peuvent être une alternative douce.

La préparation de vos repas joue un rôle tout aussi important que le choix des aliments. Des méthodes de cuisson douces comme la cuisson à la vapeur, le braisage et la cuisson à basse température préservent les vitamines et les nutriments, rendant les plats plus digestes. Évitez les aliments fortement transformés contenant de nombreux additifs, car ceux-ci peuvent nuire à la santé intestinale. Optez plutôt pour des ingrédients frais et des épices naturelles comme le gingembre ou le cumin, qui possèdent des propriétés anti-inflammatoires. En cas de phases aiguës de la maladie, le fait de mixer ou de passer les aliments peut encore améliorer la tolérance.

Changer votre alimentation en cas de MICI peut sembler difficile au début. Cependant, avec une approche systématique, de la patience et une volonté d'expérimenter, vous pouvez développer un plan nutritionnel individuel qui soulage vos symptômes et améliore votre qualité de vie. Ne vous laissez pas décourager par les revers et rappelez-vous : chaque pas vers une alimentation favorable à l'intestin est un gain pour votre santé.

3. Stratégies nutritionnelles au cours de la maladie

Comment les personnes atteintes de maladies inflammatoires chroniques de l'intestin peuvent-elles mieux gérer leur quotidien grâce à une alimentation appropriée ? L'évolution de la maladie dans les MICI ressemble à des montagnes russes - avec des hauts et des bas qui posent des exigences différentes en matière d'alimentation. Selon la phase de la maladie, les personnes concernées doivent adapter leur alimentation de manière ciblée pour soulager les symptômes et éviter de nouvelles poussées. Le défi consiste à élaborer un plan nutritionnel adapté individuellement, qui s'ajuste de manière flexible aux différentes phases de la maladie. Dans ce chapitre, vous découvrirez comment optimiser votre alimentation en fonction des différentes phases de votre maladie.

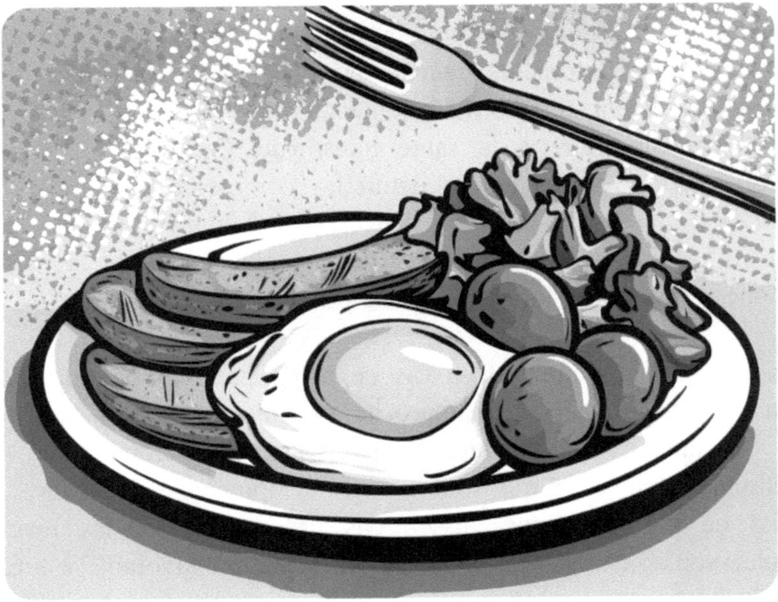

3. 1 Nutrition en phase aiguë

Lors d'une poussée aiguë d'une maladie inflammatoire chronique de l'intestin (MICI), l'alimentation joue un rôle décisif. Elle influence de manière significative le bien-être et peut soutenir la régénération de l'intestin. En même temps, le choix des bons aliments représente un grand défi pour les patients en raison des intolérances et des douleurs. Cette section vous fournit des informations pratiques sur l'alimentation optimale pendant une poussée aiguë, afin d'atténuer les symptômes et d'assurer un apport nutritionnel adéquat. Poursuivez votre lecture et découvrez comment soutenir au mieux votre intestin durant cette phase sensible.

Lors d'une poussée aiguë d'une MII, une alimentation individuelle adaptée à sa propre tolérance est essentielle pour le bien-être et la guérison.

Formes d'alimentation faciles à digérer

Les formes d'alimentation faciles à digérer soutiennent la régénération de l'intestin pendant une poussée d'une maladie inflammatoire chronique de l'intestin (MICI). L'accent est mis sur le soulagement du tractus digestif et l'optimisation de l'absorption des nutriments, sans aggraver la muqueuse intestinale irritée. [s51] Un aspect important est l'évitement des aliments déclencheurs individuels. Alors qu'un patient peut bien tolérer des aliments riches en graisses, un autre peut réagir même à de petites quantités. Certains patients tolèrent par exemple mieux les légumes cuits que crus. Un essai systématique et un suivi aident à identifier les aliments non tolérés et à les éviter à long terme. [s51] En plus des aliments fortement épicés ou gras, les aliments flatulents, les agrumes, l'alcool et les boissons contenant de la caféine sont également des déclencheurs fréquents de symptômes. Les aliments très sucrés peuvent également affecter négativement la flore intestinale et devraient être réduits. Une alimentation pauvre en graisses et en acides peut également faciliter la digestion. Les protéines maigres, comme le poulet ou le poisson, fournissent des nutriments importants sans surcharger l'intestin. Les produits céréaliers complets, bien qu'ils soient riches en fibres, peuvent être intégrés avec modération – en particulier sous des formes cuites bien tolérées comme la bouillie d'avoine ou le riz. Les fruits, de préférence cuits ou en compote, fournissent au corps des vitamines et des minéraux. Lors du choix des légumes, il convient de se tourner vers des variétés bien tolérées comme les carottes, les courgettes ou la courge. La préparation joue également un rôle important. Les légumes cuits à la vapeur, bouillis ou en purée sont généralement plus digestes que crus. [s51] La recommandation de petits repas fréquents vise à ne pas surcharger le tractus digestif. Au lieu de trois grands repas principaux, cinq à six petites portions réparties sur la journée peuvent faciliter la digestion et améliorer l'absorption des nutriments. Un tel changement

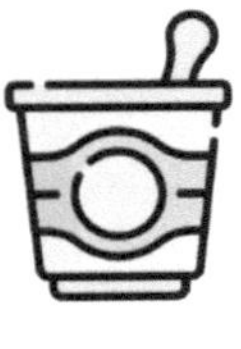

alimentaire nécessite une planification et une adaptation du quotidien, mais contribue de manière significative au bien-être. Une préparation douce des aliments, par exemple par la cuisson à la vapeur ou à l'eau, soutient également la digestibilité. Par exemple, cuire des pommes de terre au four au lieu de les frire réduit l'apport en graisses et facilite la digestion.

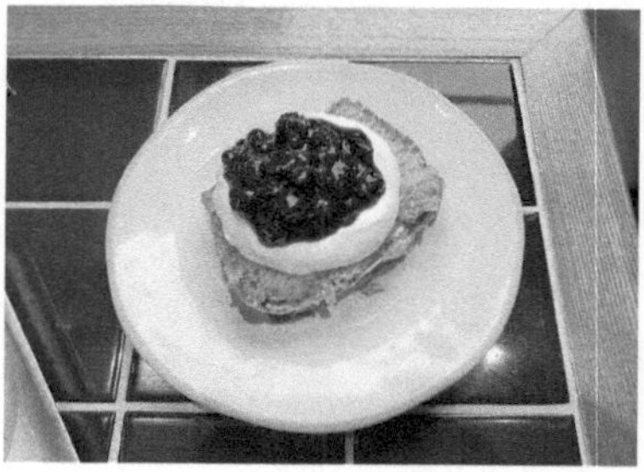

Compote [i32]

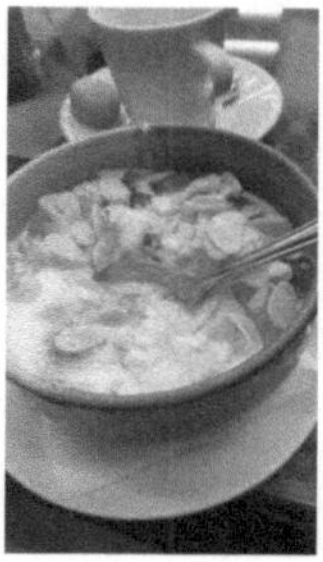

Porridge d'avoine [i33]

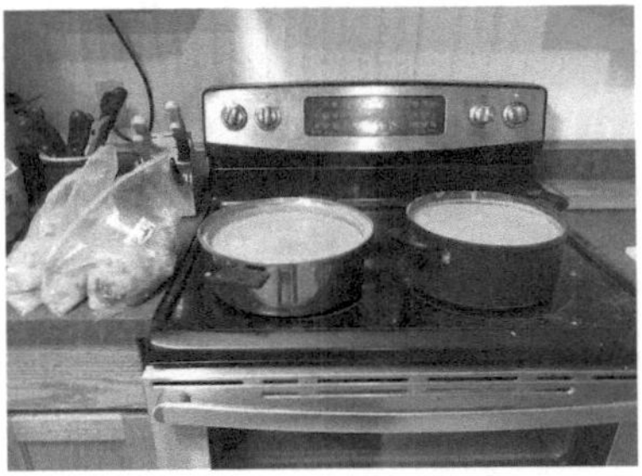

Courge/Potiron [i34]

Bon à savoir

Alimentation pauvre en graisses et en acides

Un mode d'alimentation qui réduit la consommation d'aliments riches en graisses et en acides. Cela peut aider à diminuer la charge sur le tractus digestif et à atténuer les symptômes de la MICI pendant une poussée.

Fibres

Composants alimentaires non digestibles qui régulent l'activité intestinale et favorisent la croissance de bactéries intestinales saines. Pendant une poussée aiguë de MICI, les aliments riches en fibres peuvent cependant aggraver les symptômes, il est donc important d'adapter l'apport en fibres de manière individuelle.

Maladies inflammatoires chroniques de l'intestin

Comprend des maladies telles que la maladie de Crohn et la colite ulcéreuse, caractérisées par des inflammations chroniques du tractus digestif et pouvant entraîner des symptômes tels que des douleurs abdominales, des diarrhées et une perte de poids. L'alimentation joue un rôle important dans la gestion de ces maladies, en particulier pendant une poussée aiguë.

Compatibilité des types de régimes

Tolérance pendant une poussée aiguë

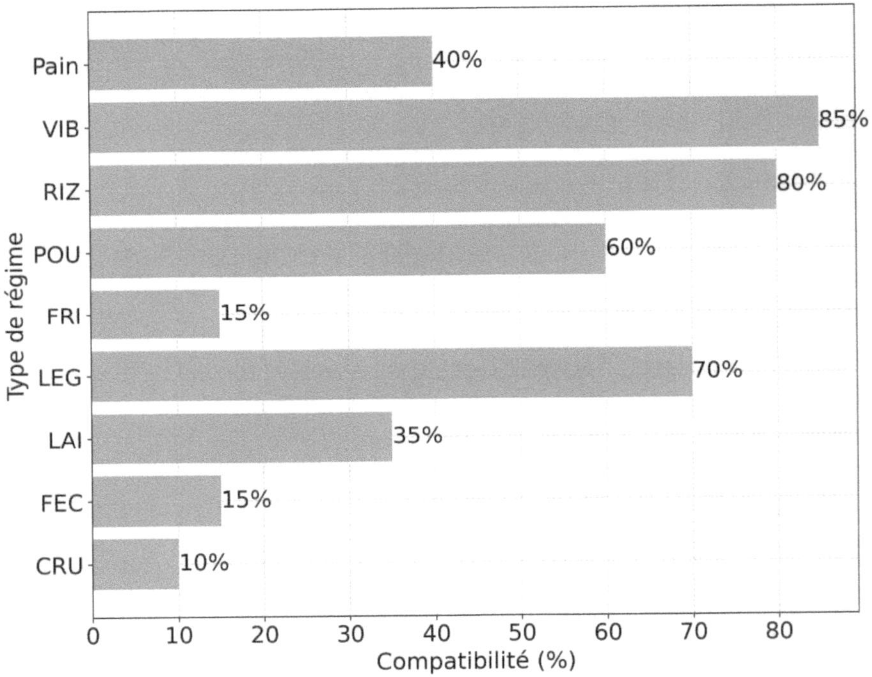

CRU: Crudités

FRI: Fruits (sans peau)

LEG: Viande de volaille (cuite)

POU: Pommes de terre cuites

VIB: Légumes cuits

FEC: Gras/Fast-food

LAI: Produits laitiers

Pain: Pain complet

RIZ: Riz blanc

Le diagramme à barres visualise la tolérance typique de différents types de régimes alimentaires pendant une poussée aiguë de MICI. Les légumes cuits et le riz blanc obtiennent les meilleurs résultats, tandis que les crudités et les aliments gras sont les moins bien tolérés. Cela souligne l'importance d'une alimentation adaptée pendant les poussées.

Approvisionnement en liquides

Une hydratation adéquate est particulièrement importante lors d'une poussée aiguë d'une maladie inflammatoire chronique de l'intestin (MICI), car la diarrhée et les vomissements peuvent entraîner des pertes de liquides considérables. Cette perte de liquides peut affaiblir davantage le corps et nuire à la guérison. L'objectif est donc de maintenir l'équilibre hydrique et de prévenir la déshydratation. En plus de l'eau, des tisanes, des jus de fruits dilués (sans agrumes) et des bouillons clairs sont également appropriés. Ainsi, un jus de pomme dilué avec de l'eau peut non seulement soutenir l'équilibre hydrique, mais aussi remplacer en partie les électrolytes perdus, tels que le potassium et le sodium. Les boissons contenant de la caféine et alcoolisées, ainsi que les sodas riches en sucre, doivent être évitées, car elles peuvent irriter davantage l'intestin et aggraver les symptômes. La quantité de liquide nécessaire dépend de la gravité de la maladie et des pertes individuelles. Une orientation est fournie par un minimum de 2 litres de liquide par jour, mais en cas de diarrhée ou de vomissements sévères, les besoins peuvent être nettement plus élevés. En cas de pertes de liquides persistantes et importantes ou d'incapacité à ingérer suffisamment de liquides par voie orale, une administration intraveineuse de liquides à l'hôpital peut devenir nécessaire. En plus de l'hydratation, une nutrition entérale (NEE), où toutes les calories sont fournies par une solution nutritive spéciale, ou une nutrition entérale partielle (PEN), où une partie des calories est fournie par la solution nutritive et le reste par des aliments normaux, peut être envisagée. La PEN peut être particulièrement bénéfique lorsque l'apport alimentaire oral est limité mais encore partiellement possible, car elle permet d'assurer un apport nutritionnel adéquat tout en soulageant l'intestin. Cependant, le type de nutrition doit toujours être discuté avec le médecin traitant ou un diététicien afin de prendre en compte les besoins individuels et la tolérance.

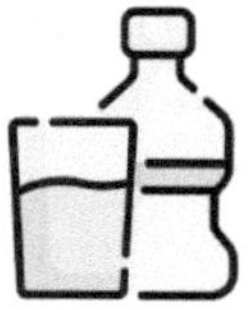

Bon à savoir

Administration intraveineuse de liquides

Chez les patients atteints de MICI lors d'une poussée aiguë avec diarrhée sévère et vomissements ou lorsque l'apport de liquides par voie orale n'est pas suffisant, une administration intraveineuse de liquides à l'hôpital peut être nécessaire pour traiter la déshydratation et stabiliser l'équilibre hydrique et électrolytique.

Déshydratation

La déshydratation, un état de manque sévère de liquides dans le corps, peut survenir chez les patients atteints de MICI lors d'une poussée aiguë en raison de la diarrhée et des vomissements, et peut entraîner des complications graves. Un apport adéquat en liquides est donc essentiel.

Nutrition entérale partielle (PEN)

Dans la nutrition entérale partielle (PEN), une partie des calories est fournie par une solution nutritive et le reste par des aliments normaux. Cette méthode peut être appliquée chez les patients atteints de MICI lors d'une poussée aiguë, lorsque l'apport alimentaire oral est encore partiellement possible, afin d'optimiser l'apport nutritionnel tout en soulageant l'intestin.

Recommandations concernant l'apport hydrique pendant une poussée

Répartition recommandée de l'apport hydrique pendant une poussée de Crohn ou de colite.

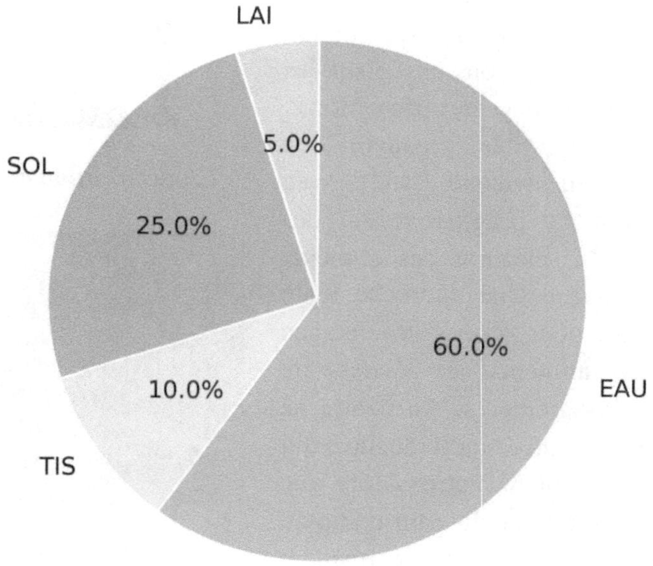

EAU: Eau

SOL: Solutions électrolytiques (p. ex., SRO)

LAI: Lait (si toléré)

TIS: Tisane (décaféinée)

Le graphique souligne l'importance de l'eau comme principale source de liquide pendant une poussée, constituant la majorité de l'apport recommandé. Les solutions électrolytiques aident à reconstituer les minéraux perdus, tandis qu'éviter les boissons sucrées et la caféine aide à gérer les symptômes. Limiter le lait peut également être bénéfique selon la tolérance individuelle.

Régime de réalimentation après les poussées

Après la disparition de la phase aiguë d'une ced, commence la transition progressive vers l'alimentation habituelle, appelée régime de réalimentation. Cette phase vise à normaliser davantage la fonction intestinale et à reconstituer les réserves en nutriments. Au début, l'alimentation est encore basée sur les principes du régime de protection : facilement digestible, pauvre en graisses et peu irritante. [s52] Avec l'amélioration progressive des symptômes, la sélection des aliments peut être élargie. Une approche lente est conseillée pour vérifier la tolérance à certains aliments et éviter de nouveaux désagréments. Au centre se trouve la tolérance individuelle, qui varie d'un patient à l'autre. Alors que l'un peut déjà tolérer du pain complet, l'autre peut encore réagir de manière sensible à de petites quantités de ballaststoffen. [s53] Un exemple : en commençant par des produits similaires au pain blanc, on peut progressivement passer au pain mélangé et enfin au pain complet, tant qu'aucun désagrément ne se manifeste. La quantité de fibres est également augmentée lentement, en commençant par un maximum de 10 g par jour, afin de ne pas surcharger l'intestin. [s53] Une observation attentive de sa propre réaction aux aliments est essentielle à cette phase. Un journal alimentaire peut être utile pour reconnaître les liens entre l'alimentation et les symptômes. Parallèlement à l'élargissement de la sélection des aliments, la préparation est également adaptée. Les soupes mixées

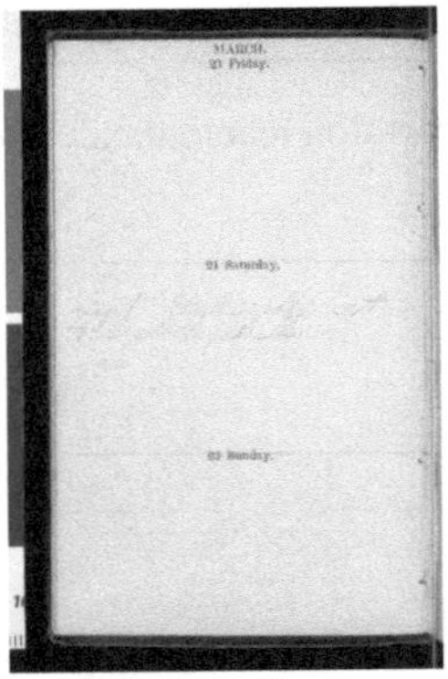

Journal alimentaire [i35]

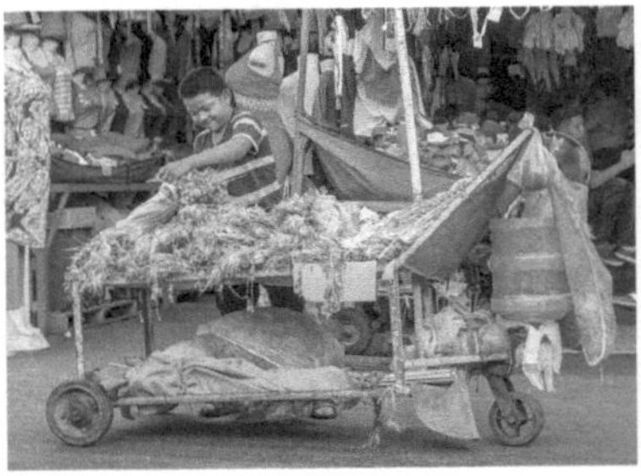

Légumes [i36]

laissent place à des aliments plus consistants, les légumes cuits à la vapeur sont remplacés par des légumes croquants.

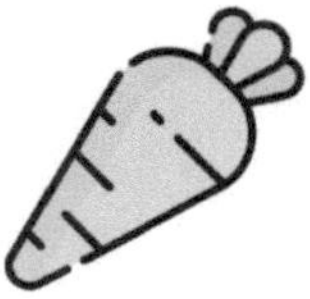

L'objectif est un retour progressif à une alimentation équilibrée et complète, qui répond aux besoins individuels et à la tolérance. [s54] Ainsi, à long terme, la meilleure possible fourniture en nutriments peut être assurée et la santé intestinale soutenue. L'accompagnement par une diététicienne peut être utile à cette phase pour adapter l'alimentation aux besoins individuels.

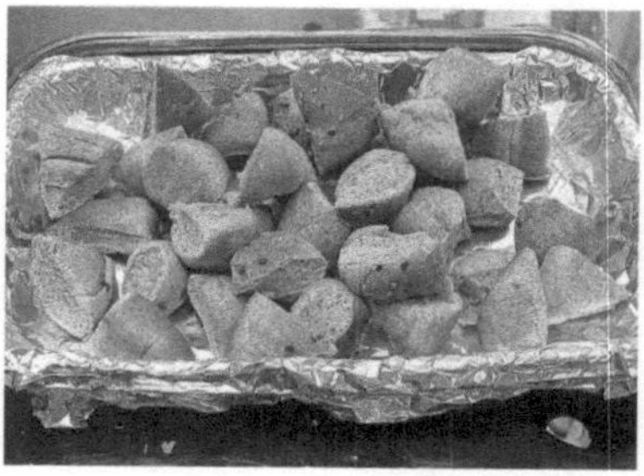

Pain complet [i37]

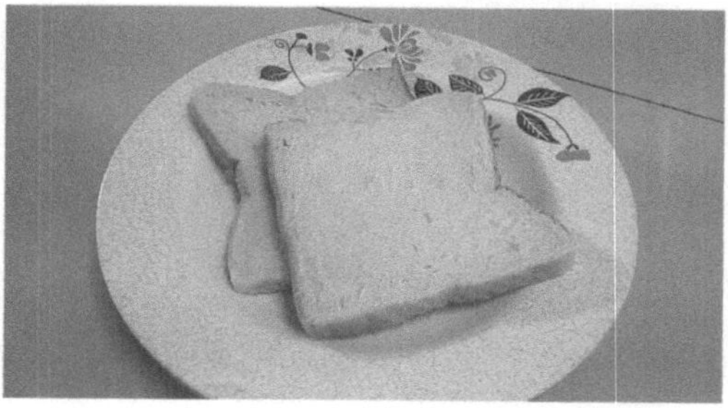

Pain blanc [i38]

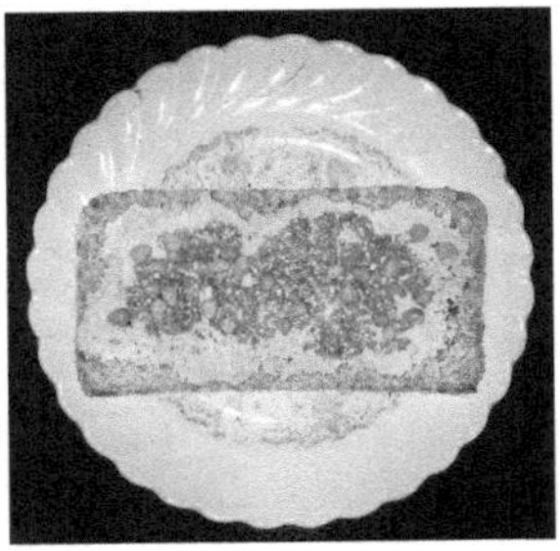

Pain mixte [i39]

Progression alimentaire pendant la récupération des poussées

Augmentation progressive de la complexité alimentaire après une poussée.

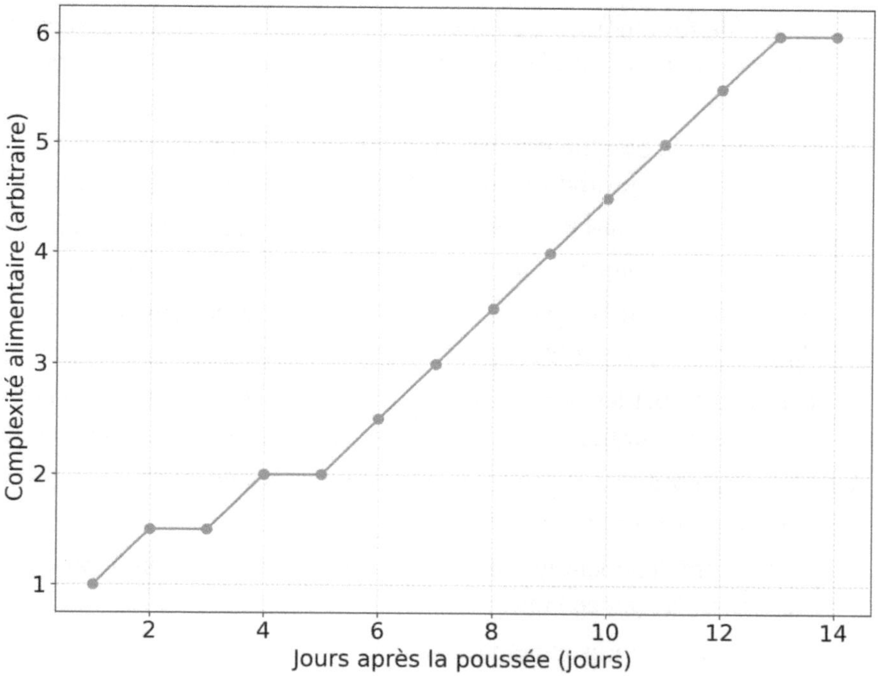

Le graphique illustre une approche prudente et progressive de la réintroduction des aliments après une poussée. La phase initiale se concentre sur les aliments faciles à digérer, puis s'étend progressivement aux aliments plus complexes et riches en fibres à mesure que les symptômes disparaissent. Cette approche progressive minimise le stress sur le système digestif et aide à prévenir la réapparition des symptômes.

Conseils concrets

- Utilisez uniquement des repas faits maison pendant une poussée aiguë pour garder le contrôle sur tous les ingrédients.
- Concentrez-vous sur des légumes riches en eau comme le concombre ou la courgette pour soutenir davantage votre équilibre hydrique.
- Préparez des tisanes apaisantes à base de camomille, de fenouil ou de mélisse, qui peuvent calmer la digestion.
- En cas de forte poussée, consommez des carottes ou des panais cuits, qui peuvent avoir un effet apaisant sur l'intestin grâce à leur haute teneur en pectine.
- Essayez de la bouillie d'avoine avec un peu de pomme râpée pour améliorer la digestibilité tout en absorbant des nutriments essentiels.
- Utilisez des graines de lin moulues ou des graines de chia comme liant dans les soupes ou les sauces pour réguler la digestion.
- Buvez de l'eau tiède tout au long de la journée pour stimuler la digestion et hydrater le corps.
- Préparez de petites portions de poitrine de poulet ou de poisson cuit à la vapeur pour fournir à votre corps des protéines faciles à digérer.
- Consommez à chaque repas uniquement un groupe alimentaire pour alléger au maximum le tractus digestif.
- Évitez complètement les aliments crus pendant une poussée pour ne pas irriter davantage l'intestin.
- Écoutez votre corps et mangez seulement lorsque vous avez vraiment faim.

3. 2 Phase de rémission et réalimentation

La phase de rémission dans les maladies inflammatoires chroniques de l'intestin offre l'opportunité de reconstituer les réserves en nutriments et de favoriser la santé intestinale. Cependant, la réintroduction des aliments se fait de manière individuelle et nécessite une planification minutieuse pour identifier les intolérances et prévenir les carences. La bonne stratégie en matière d'alimentation et de composition des repas est essentielle pour le bien-être et le succès à long terme du traitement. Ce chapitre vous fournit des informations pratiques et des recommandations concrètes pour une stratégie nutritionnelle optimale durant la phase de rémission. Reprenez le contrôle de votre alimentation et renforcez durablement votre santé.

Dans la rémission des MICI, la réintroduction progressive et contrôlée des aliments avec documentation dans un journal alimentaire est essentielle pour vérifier la tolérance, identifier les intolérances et stabiliser la santé intestinale à long terme.

Augmenter l'apport alimentaire

Dans la phase de rémission des maladies inflammatoires chroniques de l'intestin, l'apport alimentaire se concentre sur la reconstruction des réserves en nutriments et le soutien de la santé intestinale. Un dépistage de la malnutrition est conseillé pour initier des mesures ciblées [s55]. Ce n'est que dans les cas médicalement nécessaires que l'apport alimentaire doit être restreint à l'hôpital [s55]. La nutrition artificielle, qu'elle soit entérale ou parentérale, peut aider à atteindre les objectifs nutritionnels en cas d'apport oral insuffisant [s55]. La nutrition entérale peut même induire des rémissions ou les maintenir en combinaison avec d'autres thérapies [s55]. Après des opérations, une nutrition optimisée, de préférence entérale, est importante pour minimiser les complications [s55]. Après la sortie, l'alimentation doit être adaptée à la tolérance individuelle. Les patients doivent identifier et éviter les aliments qui aggravent leurs symptômes [s55]. En rémission, l'apport en énergie et en protéines n'est généralement pas augmenté, contrairement aux phases actives, où il devrait être porté à 1,2–1,5 g/kg de poids corporel [s56]. En cas d'apport oral insuffisant, les nahrungsergaenzungsmittel oraux sont le premier choix, suivis de la nutrition entérale [s56]. Une alimentation équilibrée aide à éviter les carences en micronutriments [s56]. Des repas réguliers et, si nécessaire, des compléments alimentaires oraux soutiennent un apport alimentaire suffisant [s56]. Des périodes de jeûne prolongées doivent être évitées, car elles peuvent favoriser la dégradation musculaire [s56]. Un patient pesant 60 kg a besoin d'environ 60 g de protéines par jour en rémission, tandis que dans une phase active de la maladie, 72-90 g de protéines seraient nécessaires. Bien que les niveaux d'albumine fournissent des informations sur l'état nutritionnel et l'activité de la maladie, ils ne sont pas un indicateur unique de malnutrition [s57]. Les niveaux de transferrine peuvent également donner des indications sur l'état nutritionnel [s57]. Les patients ayant

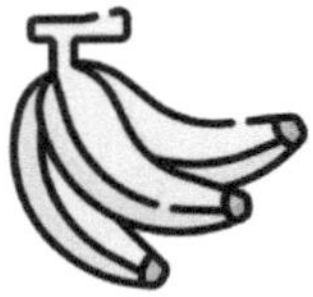

un IMC normal et un tour de taille tendent à avoir des niveaux d'albumine plus élevés [s57].

Bon à savoir

Dépistage

Examen préventif pour détecter précocement les carences et initier des mesures appropriées avant qu'elles n'affectent la guérison.

IMC

Indice de masse corporelle, une mesure du poids corporel par rapport à la taille, utilisée pour évaluer l'état de poids et le risque de problèmes nutritionnels.

Malnutrition

État résultant d'un manque persistant de nutriments essentiels tels que les vitamines, les minéraux et les protéines, pouvant entraîner des problèmes de santé. Dans le cas des MICI, cela peut être causé par une malabsorption ou une réduction de l'apport alimentaire.

Transferrine

Une protéine dans le sang qui transporte le fer. Le niveau de transferrine peut être utile pour évaluer le statut en fer et l'état nutritionnel.

Augmentation de l'apport nutritionnel pendant la rémission

Augmentation progressive de l'apport calorique pendant la phase de rémission.

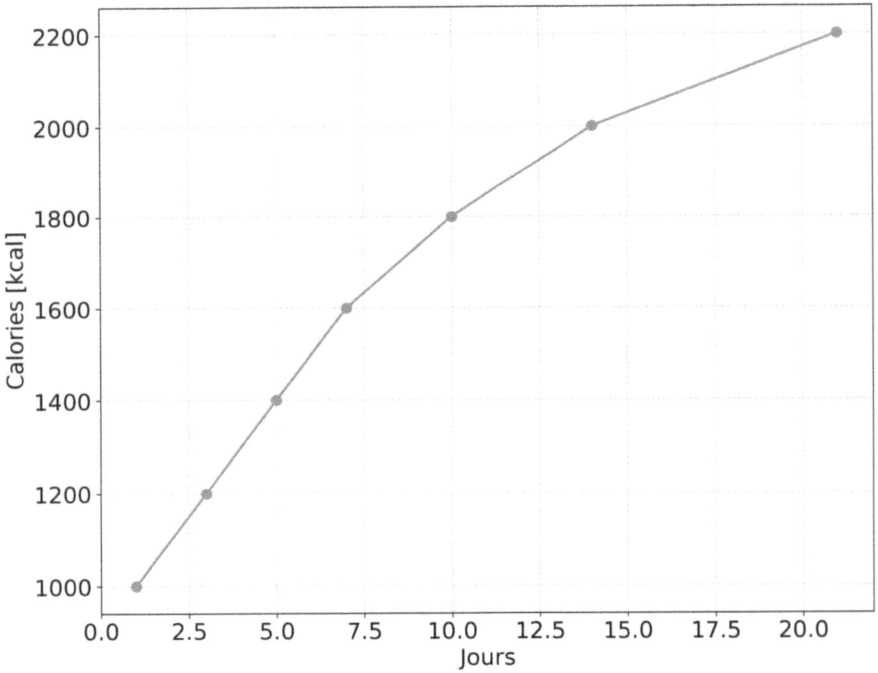

Le graphique montre une augmentation constante de l'apport calorique au fil du temps, indiquant une progression alimentaire réussie pendant la rémission. La tendance à la hausse constante suggère une bonne tolérance et une progression vers un niveau nutritionnel sain. Maintenir cette trajectoire est crucial pour une rémission soutenue et un bien-être général.

Réintroduire les aliments

L'élargissement progressif du régime alimentaire en phase de rémission est crucial pour rétablir une alimentation normale et stabiliser la santé intestinale à long terme [s58]. Il est conseillé d'adopter une approche contrôlée afin de ne pas surcharger le corps et de détecter rapidement les intolérances [s58]. Commencez par des aliments bien tolérés que vous avez consommés sans problème auparavant. Introduisez de nouveaux aliments un par un et en petites quantités – par exemple, un nouvel aliment tous les deux à trois jours. Cela vous permettra d'associer des réactions, telles que des douleurs abdominales ou des changements dans les selles, à un aliment spécifique. Documentez votre alimentation et les symptômes correspondants dans un ernaehrungstagebuch. Ces enregistrements vous aideront, vous et votre médecin, à identifier les intolérances et à élaborer un plan nutritionnel personnalisé. Si des symptômes apparaissent après la consommation d'un nouvel aliment, cessez de le consommer et essayez à nouveau plus tard. L'introduction des aliments doit être adaptée à vos besoins et tolérances individuels [s58]. Un conseil nutritionnel peut vous aider à élaborer un plan adapté à vos besoins et à optimiser la réintroduction progressive des aliments. Un régime équilibré et varié est l'objectif pour garantir un apport en nutriments et améliorer durablement votre qualité de vie [s58]. Par exemple, si vous souhaitez réintroduire des ballaststoffe après une phase de régime doux, commencez par de petites quantités de carottes ou de pommes de terre cuites et augmentez lentement la quantité et la variété des aliments riches en fibres sur plusieurs semaines.

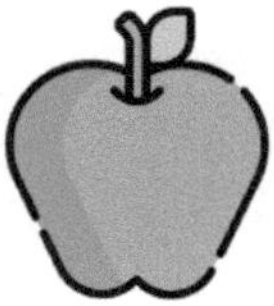

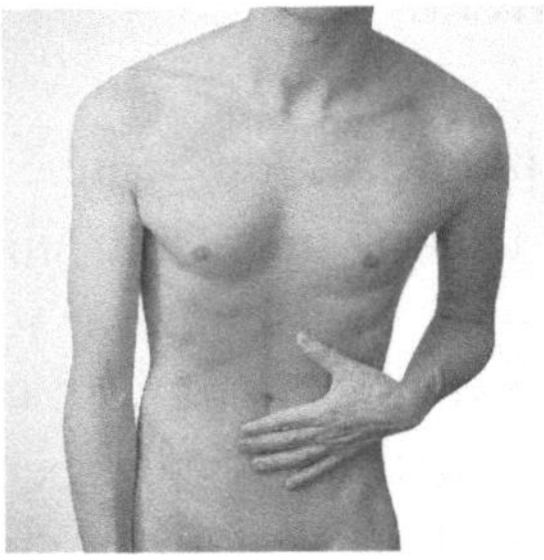

Maux de ventre [i40]

Bon à savoir

Conseil nutritionnel

Un conseil professionnel dispensé par des spécialistes de la nutrition qualifiés, adapté aux besoins individuels des personnes atteintes de maladies inflammatoires chroniques de l'intestin. Le conseil nutritionnel aide à élaborer un plan alimentaire équilibré qui garantit un apport en nutriments et prend en compte les intolérances. Il contribue à maintenir la rémission et à améliorer la qualité de vie.

Intolérances

Désigne la réaction individuelle du corps à certains aliments, pouvant entraîner des symptômes tels que des ballonnements, des douleurs abdominales, de la diarrhée ou des nausées. Les intolérances se distinguent des allergies et reposent généralement sur une digestion ou une absorption perturbée de certains composants alimentaires. Dans le cas de maladies inflammatoires chroniques de l'intestin, les intolérances peuvent se manifester de manière accrue et influencer l'évolution de la maladie.

Rémission

Décrit une période durant laquelle l'activité de la maladie dans les maladies inflammatoires chroniques de l'intestin est considérablement réduite ou absente. Pendant cette phase, les processus inflammatoires dans l'intestin diminuent et les symptômes tels que les douleurs abdominales, la diarrhée ou les saignements s'atténuent. La rémission est l'objectif principal du traitement et permet d'améliorer la qualité de vie et d'éviter les complications.

Taux de réussite de la réintroduction des aliments

Phase de rémission - MII

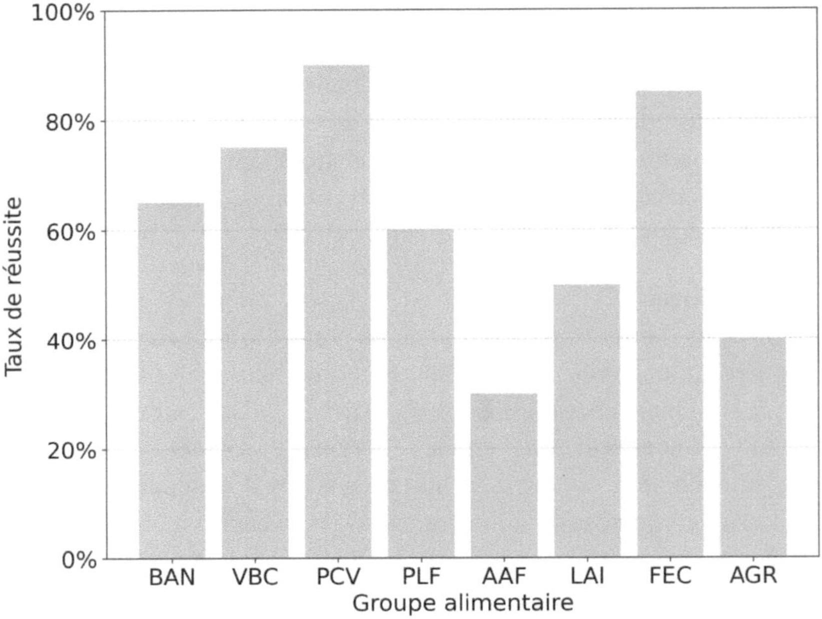

AAF: Aliments riches en matières grasses

BAN: Bananes/Compote de pommes

LAI: Autres fruits (baies, agrumes)

PLF: Produits laitiers sans lactose

AGR: Produits laitiers classiques

FEC: Volaille/poisson maigres

PCV: Féculents (riz, pommes de terre)

VBC: Légumes bien cuits

Ces données suggèrent des taux de réussite variables pour la réintroduction de différents groupes alimentaires pendant la rémission de la MII. Alors que les féculents et les légumes bien cuits présentent une tolérance élevée, certains fruits et produits laitiers présentent plus de difficultés. Ceci souligne l'importance d'une approche personnalisée et progressive de la réintroduction des aliments, surveillée par un professionnel de la santé. Les taux de réussite plus faibles pour certains aliments soulignent la nécessité d'une gestion prudente et d'éventuelles modifications alimentaires afin de minimiser la réapparition des symptômes.

Conception des repas

Conception des repas en rémission La structuration de l'alimentation prend de l'importance durant la phase de rémission des maladies inflammatoires chroniques de l'intestin. Pour garantir un apport suffisant en nutriments tout en tenant compte des éventuelles intolérances, il est recommandé d'adapter les repas de manière individuelle. Par exemple, des portions plus petites mais plus riches en énergie, réparties tout au long de la journée, peuvent alléger la digestion et optimiser l'absorption des nutriments [s59]. Cette stratégie permet de ne pas surcharger le métabolisme tout en fournissant au corps suffisamment d'énergie et de nutriments essentiels. Il est également conseillé d'éviter des restrictions alimentaires inutiles afin de minimiser le risque de mikronaehrstoffmaengeln [s60]. Un plan alimentaire équilibré, comprenant une variété d'aliments, soutient la santé intestinale et contribue à la stabilisation à long terme de la rémission. La réintroduction progressive des aliments solides après une phase d'alimentation entérale exclusive doit se faire sous surveillance du taux de calprotectine fécale, car une augmentation peut indiquer une possible récurrence de l'inflammation [s60]. L'alimentation entérale exclusive (EEN) est une thérapie efficace pour induire la rémission, notamment chez les enfants et les adolescents atteints de la maladie de Crohn [s61]. Elle permet un apport ciblé en nutriments et peut compenser les carences. La réintroduction progressive des aliments après une phase d'EEN s'étend idéalement sur une période d'une à cinq semaines [s61]. Il est important de prendre en compte les besoins individuels et les tolérances du patient. Une alternative à l'EEN est le régime d'exclusion, qui s'est également révélé efficace et est mieux accepté par les personnes concernées [s61]. Le régime d'exclusion combine une alimentation entérale partielle avec l'élimination ciblée de certains aliments considérés comme déclencheurs d'inflammation. En revanche, l'alimentation entérale partielle (PEN) est moins efficace en tant que stratégie d'induction unique [s61]. Des approches récentes tentent de reproduire la composition de l'EEN avec des aliments conventionnels et montrent des résultats prometteurs [s61]. La conception des repas doit s'aligner sur les besoins individuels et la tolérance. Un conseil nutritionnel peut aider à élaborer un plan sur mesure et à accompagner de manière optimale la réintroduction progressive des aliments. Par exemple, le retour à une alimentation riche en fibres après une phase de régime doux peut commencer par de petites quantités de carottes ou de pommes de terre cuites et être progressivement augmenté sur plusieurs semaines, afin de ne pas surcharger la digestion. Un régime équilibré et varié est l'objectif à long terme pour garantir un apport en nutriments et améliorer durablement la qualité de vie. En choisissant des aliments appropriés et en ajustant les tailles des portions, la digestion peut être positivement influencée et le bien-être amélioré. Une conception consciente des repas contribue donc de manière significative au maintien de la rémission et à l'amélioration de la qualité de vie.

Bon à savoir

Alimentation entérale partielle

Une forme de nutrition où une partie des aliments est ingérée par une solution nutritionnelle spéciale et l'autre partie par des aliments normaux.

Régime d'exclusion

Un régime dans lequel certains aliments pouvant déclencher des inflammations sont éliminés pendant une période déterminée pour tester la tolérance et réduire l'inflammation intestinale.

Calprotectine fécale

Un marqueur dans les selles qui indique des inflammations dans l'intestin et est utilisé pour surveiller l'évolution de la maladie.

Répartition des macronutriments pour la phase de rémission

Apport recommandé en macronutriments pendant la rémission.

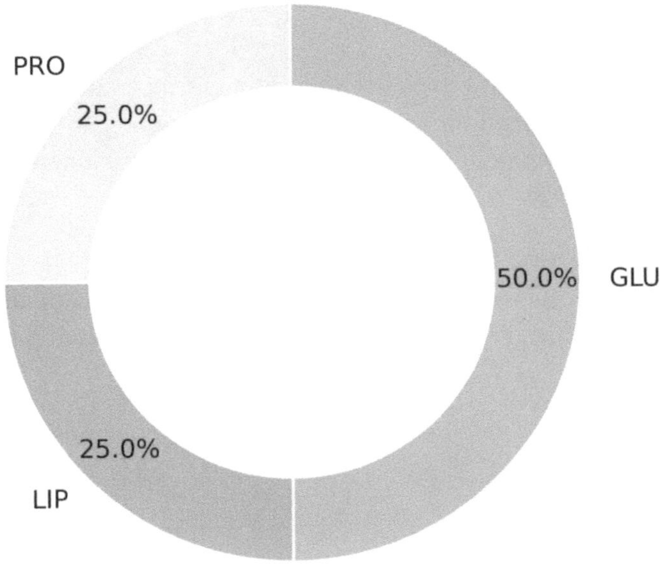

- GLU: Glucides (Complexes)
- LIP: Lipides (Sains)
- PRO: Protéines (Maigres)

Ce graphique illustre une répartition équilibrée des macronutriments en mettant l'accent sur les glucides complexes pour une énergie durable, des protéines adéquates pour la réparation et le maintien des tissus, et des graisses saines pour l'apport en acides gras essentiels et le bien-être général. Cet équilibre est crucial pour soutenir la santé intestinale et maintenir la rémission des MII.

Conseils concrets

- Affinez vos repas pendant la phase de rémission avec des germes cultivés soi-même, riches en vitamines et en enzymes.
- Intégrez progressivement de la poudre de psyllium dans votre alimentation pour réguler la consistance des selles et soutenir votre flore intestinale.
- Buvez du jus de carotte pour régénérer les muqueuses et améliorer votre apport en vitamine A.
- Préparez des enveloppements de pommes de terre apaisants pour soulager les douleurs abdominales et favoriser la détente.
- Développez une recette d'urgence personnalisée pour la phase de rémission, qui vous apporte sécurité et bien-être, par exemple une soupe de riz apaisante.
- Variez vos sources de protéines avec du tofu fait maison à partir de légumineuses tolérées pour augmenter la diversité nutritionnelle.
- Profitez de la période de rémission pour suivre des cours de cuisine spécialement destinés aux personnes atteintes de maladies intestinales et découvrir de nouvelles recettes tolérables.
- Créez votre propre mélange d'épices qui soutient votre digestion et donne une touche particulière à vos plats.
- Intégrez des séances d'exercice régulières dans votre quotidien pour favoriser la motilité intestinale et améliorer votre bien-être général.
- Créez une atmosphère détendue pendant les repas pour influencer positivement la digestion.

3. 3 Adaptation nutritionnelle à long terme

Un ajustement nutritionnel à long terme est essentiel pour le bien-être en cas de maladies inflammatoires chroniques de l'intestin (MICI) et peut influencer positivement l'évolution de la maladie. Un apport adéquat en nutriments peut prévenir les carences et réduire les inflammations, mais il pose également des défis pour les personnes concernées dans leur mise en œuvre individuelle au quotidien. Une alimentation adaptée aux besoins nécessite un ajustement continu en fonction de l'évolution actuelle de la maladie et des besoins personnels. Découvrez dans ce chapitre comment optimiser votre alimentation et améliorer durablement votre qualité de vie.

Un changement alimentaire à long terme en cas de MICI nécessite une adaptation et un accompagnement individuels pour prévenir les carences, réduire les inflammations et améliorer durablement la qualité de vie.

Apport nutritionnel adapté aux besoins

Dans les maladies inflammatoires chroniques de l'intestin (MICI) telles que la maladie de Crohn ou la colite ulcéreuse, un apport nutritionnel adapté est crucial pour le bien-être et l'évolution de la maladie. Les inflammations dans le tractus intestinal peuvent altérer l'absorption des nutriments, ce qui peut entraîner des carences. Une alimentation adaptée peut aider à compenser ces déficits et à fournir au corps l'énergie et les nutriments essentiels. L'apport nutritionnel individuel doit être ajusté en fonction de l'évolution de la maladie, du stade actuel de la maladie (aigu ou remission) et des besoins individuels du patient. Lors d'une poussée aiguë, par exemple, les pertes de nutriments dues à des diarrhées et à une malabsorption peuvent être accrues, ce qui signifie un besoin accru de certaines vitamines et minéraux. Il est particulièrement important d'assurer un apport suffisant en protéines, car elles sont nécessaires à la construction et à la réparation des tissus. Un besoin accru en protéines peut survenir dans les MICI en raison d'inflammations, de pertes sanguines et d'une digestion des protéines altérée. Les sources de protéines de haute qualité comprennent la viande maigre, le poisson, les œufs, les produits laitiers et les légumineuses. Cependant, la tolérance à certains aliments peut varier d'un individu à l'autre et doit être clarifiée dans le cadre d'un conseil nutritionnel. En plus des protéines, l'apport en graisses joue également un rôle important. Alors que les graisses pro-inflammatoires telles que les graisses saturées et les transfettes devraient être réduites, les omegafettsaeuren, présents dans les poissons gras comme le saumon et le maquereau, ont des propriétés anti-inflammatoires et peuvent influencer positivement l'évolution de la maladie. L'apport en fibres est ambivalent dans les MICI. Bien que les fibres favorisent la santé intestinale, elles peuvent aggraver les symptômes lors de poussées aiguës. Par conséquent, l'apport en fibres doit être ajusté individuellement, en privilégiant les fibres solubles, comme celles que l'on trouve dans les fruits et légumes. Les vitamines et les minéraux sont également essentiels pour la santé et le système immunitaire. Dans les MICI, l'absorption de vitamines telles que la vitamine B12, la vitamine D, l'acide folique et de minéraux comme le fer, le zinc et le calcium peut être altérée. Un contrôle régulier des valeurs sanguines est donc important pour détecter les carences à un stade précoce et, si nécessaire, les compenser par des suppléments. De plus, un changement de régime alimentaire qui répond aux besoins individuels peut aider à prévenir les carences. Par exemple, en cas de carence en fer avérée, la viande rouge combinée à des aliments riches en vitamine C comme les poivrons peut améliorer l'absorption du fer. L'apport en liquides est d'une grande importance dans les MICI, en particulier en cas de diarrhée. Un apport suffisant en liquides aide à compenser la perte de liquides et à soutenir la fonction intestinale. Il est recommandé de boire au moins 1,5 à 2 litres d'eau par jour. Un apport nutritionnel adapté dans les MICI nécessite une approche individuelle et doit être effectué en consultation avec un médecin ou un diététicien. Un conseil nutritionnel peut aider à élaborer un plan alimentaire adapté aux besoins individuels et à identifier les intolérances. [s62] Grâce à un ajustement ciblé de l'alimentation, les carences peuvent être évitées, les inflammations réduites et la qualité de vie améliorée.

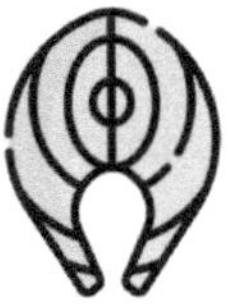

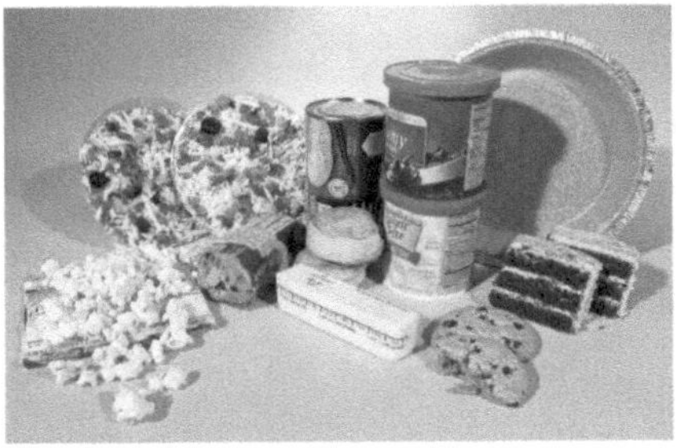

Acides gras trans [i41]

Apport et disponibilité des nutriments dans les MII

Disponibilité des nutriments par rapport à l'apport, classés par besoin.

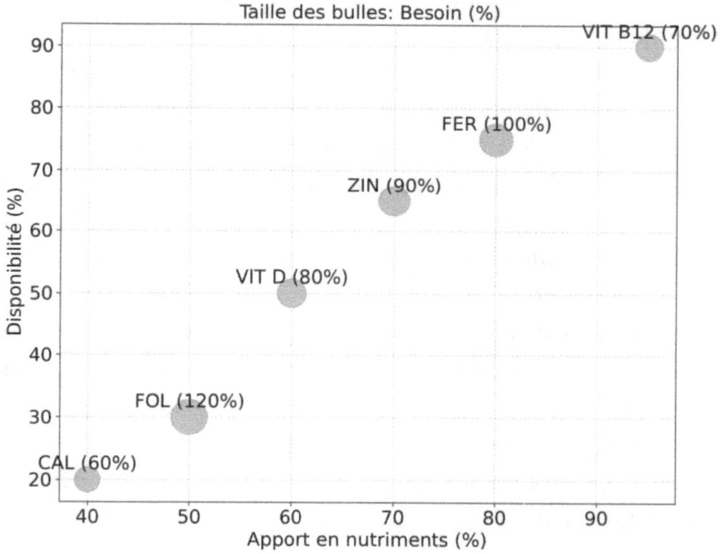

Blasengröße: Besoin (%)

CAL: Calcium

FOL: Folate

VIT D: Vitamine D

FER: Fer

VIT B12: Vitamine B12

ZIN: Zinc

Ce graphique visualise la relation complexe entre l'apport en nutriments, la disponibilité et les besoins individuels des personnes atteintes de MII. En général, un apport plus élevé est corrélé à une plus grande disponibilité. Cependant, la taille variable des bulles souligne que les besoins individuels diffèrent considérablement. Certaines personnes ayant un apport élevé peuvent encore avoir des besoins non satisfaits, ce qui suggère des problèmes d'absorption potentiels ou des besoins accrus en raison de l'activité de la maladie. À l'inverse, certaines personnes ayant un apport plus faible peuvent avoir leurs besoins satisfaits, possiblement grâce à une supplémentation ciblée ou à une gestion alimentaire efficace. Ceci souligne l'importance de plans de nutrition personnalisés dans la gestion des MII.

Planification équilibrée des repas

La planification équilibrée des repas pour les maladies inflammatoires chroniques de l'intestin vise à assurer un apport optimal en nutriments, répondant aux besoins individuels au cours de l'évolution de la maladie. Un aspect important est l'identification des intolérances alimentaires, qui, comme chez les chats atteints de maladies inflammatoires de l'intestin [s63], peuvent aggraver les processus inflammatoires dans l'intestin. Un régime d'exclusion ciblé, où les aliments potentiellement intolérants sont systématiquement éliminés puis réintroduits, peut aider à identifier ces déclencheurs et ainsi établir la base d'un plan nutritionnel individuel [s64]. Ce plan devrait non seulement tenir compte des intolérances, mais aussi couvrir les besoins en nutriments essentiels. Un plan alimentaire équilibré pour les MICI comprend un apport suffisant en macronutriments – protéines, graisses et glucides – dans la bonne composition. Les protéines sont essentielles pour la régénération de la muqueuse intestinale et doivent donc être consommées en quantité suffisante. Des sources de protéines appropriées incluent par exemple la volaille maigre, le poisson, les œufs ou des alternatives végétales comme le tofu ou les lentilles. Lors du choix des graisses, il convient d'éviter les graisses saturées et les acides gras trans pro-inflammatoires et de privilégier les acides gras oméga-3 anti-inflammatoires, présents dans les poissons gras ou l'huile de lin. Les glucides fournissent de l'énergie au corps. Il est conseillé de privilégier les glucides complexes provenant de produits céréaliers complets, de fruits et de légumes, car ils sont riches en fibres et permettent une élévation plus lente du taux de sucre dans le sang. Cependant, la quantité de fibres doit être ajustée individuellement, car lors de poussées aiguës, les aliments riches en fibres peuvent aggraver les symptômes. Ainsi, une réduction des fibres, en particulier des fibres insolubles, peut être judicieuse pendant une poussée, suivie d'une augmentation progressive lors des phases de rémission. En plus des macronutriments, les micronutriments tels que les vitamines et les minéraux sont d'une grande importance pour le fonctionnement du système immunitaire et la santé générale. Étant donné que les MICI peuvent altérer l'absorption dans l'intestin, il est crucial de veiller à un apport suffisant de ces nutriments. Les vitamines B12, D, l'acide folique, le fer, le zinc et le calcium sont particulièrement pertinents. Des analyses sanguines régulières aident à détecter d'éventuelles carences et à les compenser par une supplémentation. Une alimentation équilibrée, riche en fruits et légumes frais, en produits céréaliers complets et en sources de protéines maigres, contribue à couvrir les besoins en micronutriments. L'hydratation est également importante, notamment en cas de diarrhée. Un apport suffisant en liquides aide à compenser la perte de fluides et à soutenir la digestion. Il est recommandé de consommer au moins 1,5 à 2 litres d'eau ou de tisanes non sucrées par jour. Tout comme pour le traitement des chats atteints de maladies inflammatoires de l'intestin [s63], un changement alimentaire peut également entraîner une amélioration des symptômes chez les personnes atteintes de MICI après une courte période. Cependant, il est essentiel d'adapter l'alimentation à long terme pour atteindre une rémission durable et améliorer la qualité de vie [s64]. La collaboration avec un diététicien est utile pour développer un plan nutritionnel individuel qui répond aux besoins spécifiques et aux intolérances, tout en garantissant un apport optimal en nutriments. Un tel plan peut également être utilisé de manière ciblée pour induire la rémission, notamment chez les enfants et les adolescents, comme dans le cadre de l'alimentation entérale [s64].

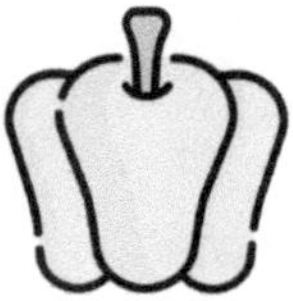

Régime équilibré pour les MICI

Répartition des macronutriments pour la gestion des MICI.

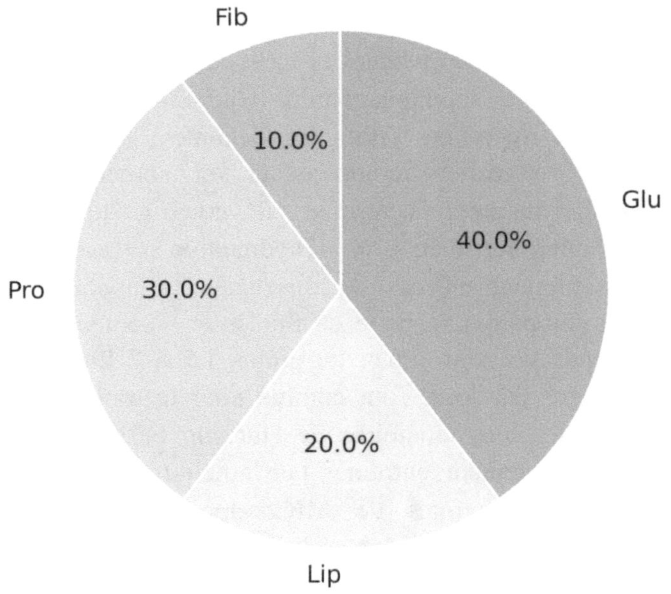

Fib: Fibres (Solubles et insolubles - à ajuster en fonction de la tolérance)

Glu: Glucides complexes (Céréales complètes, fruits, légumes)

Lip: Lipides sains (Avocat, huile d'olive, noix, graines)

Pro: Protéines (Viandes maigres, poisson, volaille, œufs, légumineuses, tofu)

Ce graphique illustre une répartition équilibrée des macronutriments convenant aux personnes atteintes de maladies inflammatoires chroniques de l'intestin (MICI). L'accent mis sur les protéines favorise la réparation des tissus et la fonction immunitaire. Les glucides complexes fournissent une énergie soutenue sans exacerber l'inflammation, tandis que les graisses saines sont essentielles à l'absorption des nutriments et au bien-être général. L'apport en fibres est modéré pour prévenir l'inconfort digestif, et son type et sa quantité doivent être ajustés en fonction de la tolérance individuelle au cours des différentes phases de la maladie. Cette répartition vise à minimiser les déclencheurs de l'inflammation tout en fournissant une nutrition adéquate pour la santé globale.

Rythmes réguliers des repas

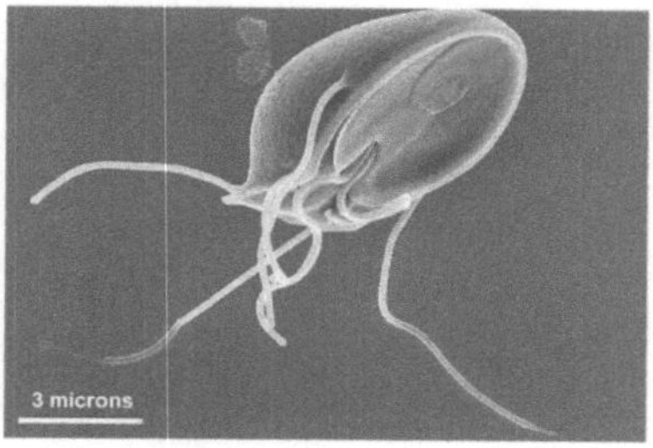

motilité intestinale [i42]

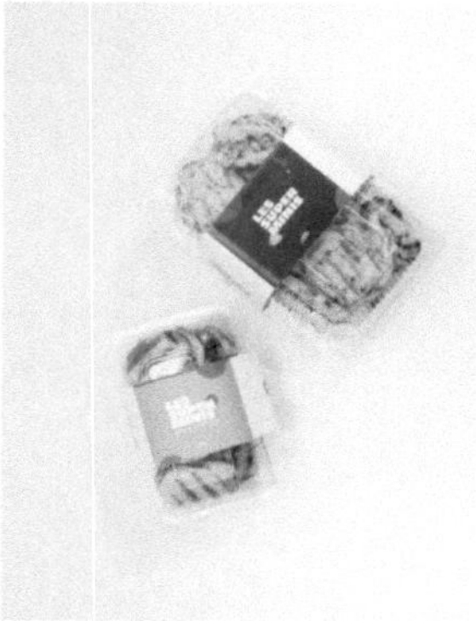

Collation [i43]

Des repas réguliers sont un facteur important pour la santé du système digestif, en particulier en cas de maladies inflammatoires chroniques de l'intestin (MICI). Un rythme de repas constant peut soulager le tractus intestinal et stabiliser les processus digestifs [s65]. En revanche, une alimentation irrégulière peut perturber la motilité intestinale et influencer les processus inflammatoires dans l'intestin. En établissant un rythme de repas fixe, comprenant notamment trois repas principaux et éventuellement deux à trois collations, il est possible de réguler l'activité intestinale et d'atténuer les inconforts. Cela contribue à habituer l'organisme à un apport nutritionnel prévisible, minimisant ainsi les fluctuations digestives. Le respect constant d'un tel rythme soutient les processus digestifs naturels et peut ainsi conduire à une réduction des symptômes des MICI. De plus, il est conseillé de veiller à une composition équilibrée des repas, riche en fruits, légumes et avec un bon rapport entre acides gras insaturés et saturés [s65]. Un tel mode alimentaire favorise non seulement la santé intestinale, mais renforce également l'ensemble du système immunitaire. Ainsi, des repas réguliers, combinés à une alimentation saine, pourraient réduire le risque de MICI et influencer positivement l'évolution de la maladie [s65]. Par exemple, ceux qui prennent leur petit-déjeuner, déjeunent et dînent à la même heure chaque jour habituent leur corps à un rythme fixe.

Bon à savoir

Motilité intestinale

La capacité de l'intestin à transporter les aliments par des contractions musculaires. En cas de MICI, la motilité intestinale peut être altérée, ce qui peut entraîner constipation ou diarrhée. Une alimentation adaptée peut influencer positivement la motilité intestinale.

Exemple de répartition des repas pour les MICI

Représentation visuelle d'un plan de repas équilibré réparti tout au long de la journée.

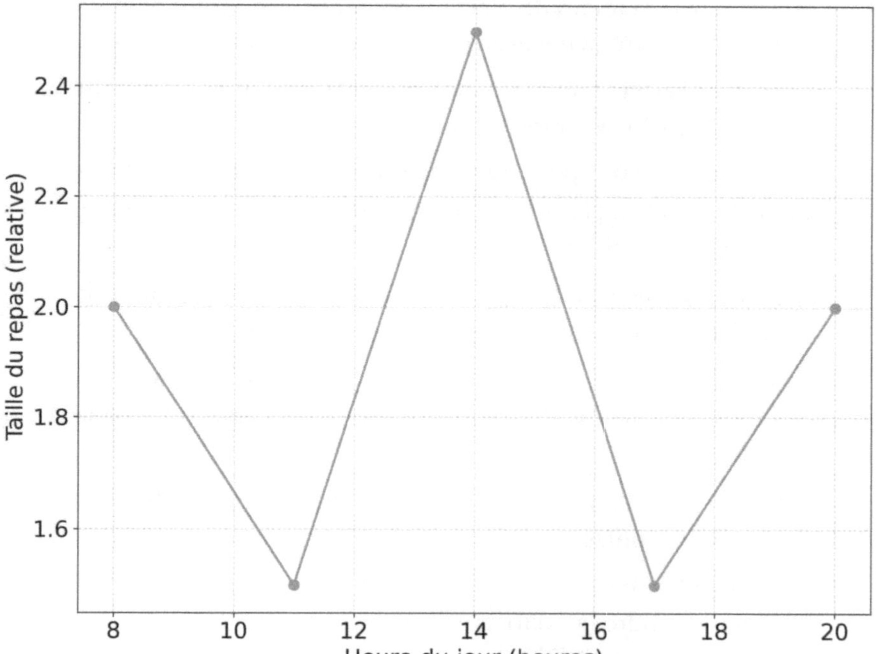

Ce graphique illustre un mode d'alimentation régulier avec des repas plus petits et plus fréquents, ce qui peut être bénéfique pour la gestion des symptômes des MICI. L'apport constant aide à réguler la digestion et à éviter de surcharger le système digestif. Notez l'absence de prise alimentaire pendant la nuit pour permettre une période de repos.

Conseils concrets

- Associez vos repas à des émotions positives en les savourant en bonne compagnie.
- Concentrez-vous sur la diversité des aliments compatibles et découvrez de nouvelles saveurs.
- Établissez une liste personnelle d'« aliments réconfortants » sur lesquels vous pourrez compter en période de difficulté.
- Intégrez des exercices de pleine conscience dans votre quotidien pour affiner votre perception des signaux de faim et de satiété.
- Visualisez l'effet positif de votre alimentation sur votre intestin et renforcez ainsi votre motivation.
- Récompensez-vous pour vos succès dans votre changement alimentaire, mais pas avec de la nourriture, plutôt avec d'autres expériences positives.
- Développez une stratégie pour faire face aux situations difficiles où il est difficile de respecter votre régime alimentaire.
- Ne considérez pas votre changement alimentaire comme une privation, mais comme une opportunité d'améliorer votre bien-être et votre qualité de vie.
- Laissez-vous inspirer par la nature et intégrez des herbes sauvages ou des fleurs comestibles dans votre alimentation.
- Expérimentez avec différentes textures dans vos repas pour stimuler vos sens et rendre la nourriture plus intéressante.
- Créez votre propre jardin d'herbes et utilisez les herbes fraîches dans vos plats.
- Documentez vos recettes préférées et créez un livre de cuisine personnel pour votre adaptation alimentaire à long terme.

Révision - 3. Stratégies nutritionnelles au cours de la maladie

Une stratégie nutritionnelle ciblée peut vous aider à soulager vos symptômes et à améliorer votre qualité de vie en cas de maladies inflammatoires chroniques de l'intestin (MICI). Cependant, le chemin vers une alimentation optimale en cas de MICI est individuel et nécessite une attention particulière à vos besoins et réactions personnels. Lors d'une poussée aiguë, le soulagement du tractus digestif est primordial. Concentrez-vous sur des aliments faciles à digérer, tels que la bouillie d'avoine, la compote, les légumes cuits à la vapeur et les protéines maigres. Évitez les aliments déclencheurs connus qui aggravent vos symptômes, comme les plats gras, fortement épicés, les aliments flatulents ou les agrumes. Tenez un journal alimentaire pour identifier les liens entre votre alimentation et vos symptômes. Veillez particulièrement à une hydratation adéquate pour compenser les pertes dues à la diarrhée. Les tisanes, les jus de fruits dilués et les bouillons clairs sont des boissons appropriées en plus de l'eau.

Après la diminution de la poussée, commence la réintroduction progressive des aliments. Orientez-vous d'abord selon les principes d'une alimentation douce et élargissez lentement et de manière contrôlée votre régime alimentaire. Commencez par de petites quantités et observez attentivement votre réaction. Augmentez progressivement votre apport en fibres pour ne pas surcharger l'intestin. Un journal alimentaire peut vous aider à identifier les intolérances et à adapter votre alimentation en conséquence. La transition du pain blanc au pain mélangé, puis au pain complet, est un bon exemple de l'élargissement progressif de l'alimentation. La préparation des aliments joue également un rôle : les soupes mixées remplacent les aliments en morceaux, les légumes cuits à la vapeur sont remplacés par des légumes croquants.

En phase de rémission, l'alimentation se concentre sur la reconstruction des réserves en nutriments et la stabilisation à long terme de la santé intestinale. Une alimentation équilibrée avec suffisamment de macronutriments et de micronutriments est particulièrement importante à ce stade. Veillez à un apport protéique suffisant pour la régénération de la muqueuse intestinale et privilégiez les acides gras oméga-3 anti-inflammatoires. Bien que moins de restrictions soient nécessaires en rémission, vous devez continuer à faire attention à vos intolérances individuelles et éviter les aliments déclencheurs. Des repas réguliers contribuent à stabiliser la digestion et aident le corps à s'habituer à un apport nutritionnel constant. Des repas plus petits, mais plus riches en énergie, répartis tout au long de la journée, peuvent également alléger la digestion.

La mise en œuvre de ces stratégies nutritionnelles peut être un défi au quotidien. La planification, la discipline et le soutien de la famille et des amis sont des facteurs importants pour le succès. N'hésitez pas à demander de l'aide professionnelle. Un conseil en nutrition peut vous aider à élaborer un plan alimentaire individuel adapté à vos besoins et à l'évolution de votre maladie. Avec une stratégie nutritionnelle réfléchie, vous pouvez influencer activement votre MICI, contrôler vos symptômes et améliorer durablement votre qualité de vie. Restez motivé – votre santé vous en remerciera !

4. Mesures nutritionnelles complémentaires

Comment pouvons-nous soutenir au mieux notre corps en cas de maladies inflammatoires chroniques de l'intestin ? Une alimentation appropriée constitue certes le fondement du traitement, mais parfois notre système digestif a besoin d'une aide supplémentaire. Des compléments ciblés peuvent garantir l'apport en nutriments et favoriser le processus de guérison. Avec les bons outils et stratégies, la vie quotidienne avec une MICI peut être considérablement facilitée. Dans ce chapitre, vous découvrirez quelles mesures complémentaires peuvent améliorer votre succès thérapeutique personnel.

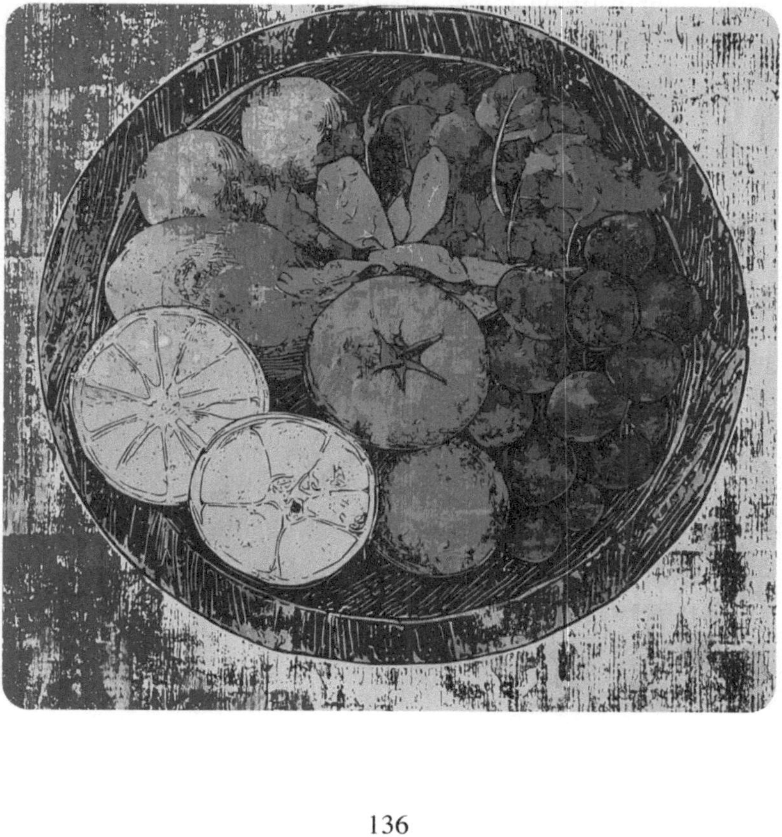

4. 1 Suppléments nutritionnels

Dans les maladies inflammatoires chroniques de l'intestin (MICI), l'absorption des nutriments peut être considérablement altérée. Les inflammations, les médicaments et les interventions chirurgicales influencent les besoins et l'utilisation des vitamines, des minéraux et des oligo-éléments. Cela peut entraîner des carences avec des conséquences étendues, allant de la fatigue et de l'anémie à des formes plus graves de la maladie. Un complément ciblé de l'alimentation en nutriments peut contrer ces problèmes et soutenir le traitement. Cependant, le choix et le dosage appropriés sont essentiels pour éviter les surdosages et les effets secondaires indésirables. Lisez la suite pour découvrir quels nutriments sont particulièrement pertinents dans le cadre des MICI et comment développer une stratégie de supplémentation individuelle.

Dans le cas des maladies inflammatoires chroniques de l'intestin, la supplémentation ciblée en nutriments sous surveillance médicale, basée sur des carences individuelles, est essentielle, tandis qu'une prise systématique de préparations multivitamines ou multimétalliques doit être évitée en raison du risque de surdosage et d'effets secondaires indésirables.

Utilisation ciblée des préparations vitaminiques

Dans le cas des maladies inflammatoires chroniques de l'intestin (MICI), la prise ciblée de préparations vitaminiques peut être nécessaire pour compenser les carences. Les inflammations et les modifications dans le tractus intestinal peuvent altérer l'absorption de certains nutriments, y compris les vitamines. [s66] Une carence fréquente dans les MICI concerne la vitamine B12, qui est essentielle pour le fonctionnement nerveux, la formation du sang et la synthèse de l'ADN. Normalement, la vitamine B12 est absorbée par l'alimentation, principalement à partir de produits d'origine animale. Cependant, dans le cas des MICI, l'absorption dans l'intestin peut être perturbée, par exemple en raison d'inflammations dans l'iléon, la dernière section de l'intestin grêle, où la vitamine B12 est principalement résorbée. Des interventions chirurgicales sur l'intestin, telles que l'ablation de parties de l'iléon, peuvent également altérer de manière permanente l'absorption de la vitamine B12. Dans de tels cas, une supplémentation ciblée en vitamine B12 est importante pour prévenir une carence et les symptômes neurologiques ou l'anémie qui y sont associés. La prise de vitamine B12 sous forme de comprimés à forte dose peut être tout aussi efficace que les injections. [s66] Cette prise orale à forte dose contourne l'absorption altérée dans l'intestin, car une petite partie de la vitamine peut également être absorbée passivement par la muqueuse buccale. Un contrôle régulier du taux de vitamine B12 dans le sang par le médecin est conseillé pour ajuster individuellement la posologie de la supplémentation et garantir un statut de santé optimal. En plus de la vitamine B12, des carences en d'autres vitamines, telles que la vitamine D, l'acide folique ou la vitamine K, peuvent également survenir dans le cas des MICI. Par conséquent, un diagnostic complet et une thérapie adaptée aux besoins individuels par le médecin sont importants. Une prise généralisée de multivitamines sans évaluation préalable peut cependant conduire à des surdosages et à

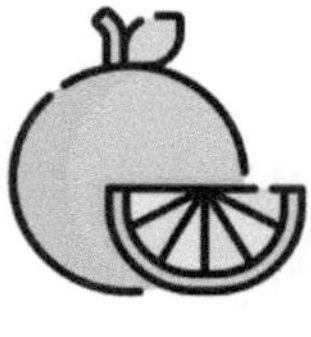

des effets secondaires indésirables. La supplémentation ciblée de vitamines individuelles, basée sur les résultats des analyses sanguines et sous surveillance médicale, est donc la meilleure approche pour compenser efficacement et en toute sécurité les carences et soutenir la santé dans le cas des MICI.

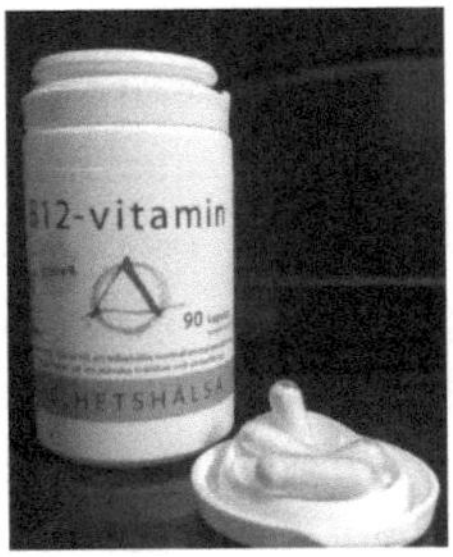

Vitamine B12 [i44]

Bon à savoir

Carences

Les carences dans le cas des MICI peuvent résulter d'une absorption insuffisante de nutriments ou d'un besoin accru en raison d'inflammations. Elles peuvent se manifester par divers symptômes et doivent être corrigées par une supplémentation appropriée.

Multivitamines

Préparations contenant une combinaison de différentes vitamines. Dans le cas des MICI, la prise de multivitamines doit être discutée avec un médecin pour éviter les surdosages.

Surdosages

La prise de nutriments en quantités dépassant les besoins quotidiens recommandés. Les surdosages peuvent être nuisibles à la santé et doivent être évités.

Préparations vitaminiques

Dans le cas des MICI, des préparations vitaminiques peuvent être nécessaires pour corriger les carences dues à une malabsorption ou à un besoin accru. Elles doivent cependant être prises de manière ciblée et sous surveillance médicale pour éviter les surdosages.

Efficacité des suppléments vitaminiques dans les MII

Efficacité relative des suppléments vitaminiques courants pour atténuer les symptômes des MII.

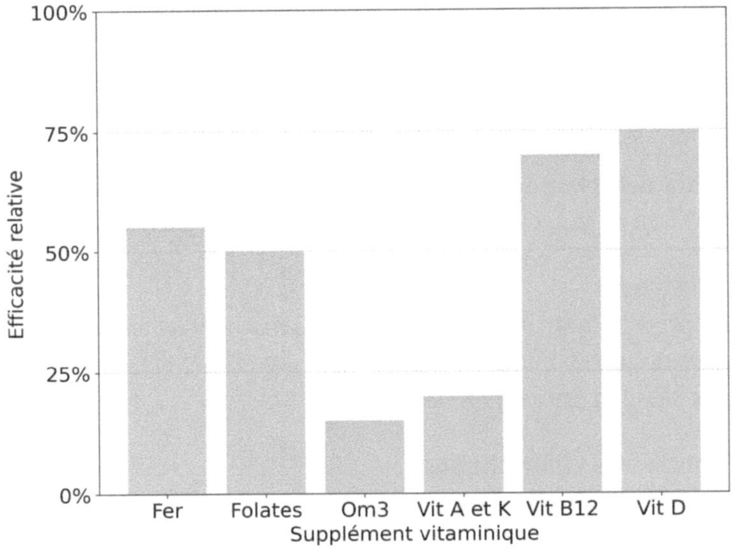

Fer: Fer

Folates: Folates

Om3: Acides gras oméga-3

Vit A et K: Vitamine A et K

Vit B12: Vitamine B12

Vit D: Vitamine D

Alors que les vitamines D et B12 montrent une efficacité prometteuse dans la gestion des symptômes des MII, le fer et le folate ont un impact modéré. Les vitamines A et K et les oméga-3 montrent un effet minime et nécessitent des recherches supplémentaires pour confirmer leur rôle dans le traitement des MII. Ces données suggèrent une approche ciblée de la supplémentation, en se concentrant sur les vitamines dont l'efficacité est prouvée comme les vitamines D et B12, tout en tenant compte des besoins et des carences individuels des patients.

Substitution de minéraux

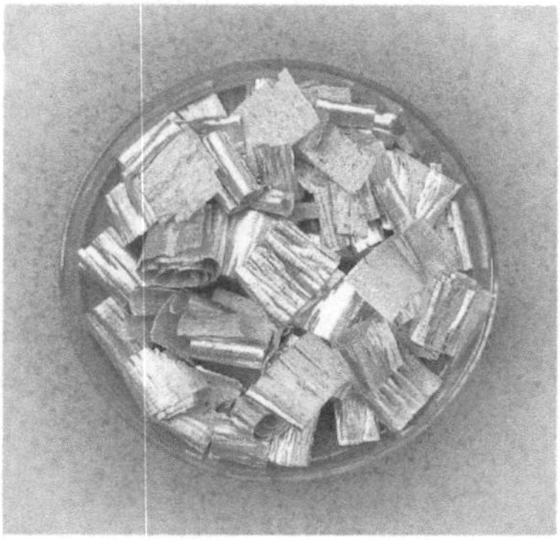

Magnésium [i45]

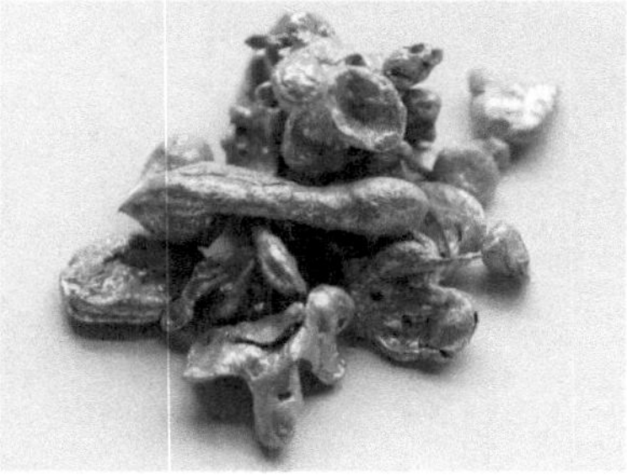

Zinc [i46]

Les minéraux jouent un rôle crucial dans diverses fonctions corporelles et peuvent être affectés par des maladies inflammatoires chroniques de l'intestin (MICI) en raison de malabsorption, d'inflammations ou de traitements médicamenteux. Un déficit peut avoir des conséquences étendues, allant de la faiblesse générale et de la fatigue à des symptômes spécifiques, tels que l'anémie due à une carence en fer. [s67] Par conséquent, il est important de vérifier le statut minéral par des analyses sanguines afin de compenser les déficits de manière ciblée. La carence en fer est particulièrement fréquente dans les MICI et peut entraîner une anémie. [s68] [s67] Une substitution orale de fer est généralement le premier choix, mais dans certains cas, une administration intraveineuse peut également être nécessaire. Un autre manque fréquent concerne le magnésium, qui survient notamment en cas de diarrhée sévère. [s67] Ici, une prise orale de magnésium peut normaliser le taux. Le zinc est également pertinent, car il est impliqué dans le système immunitaire et la cicatrisation des plaies. Un déficit en zinc peut augmenter le risque de poussées de maladie et d'hospitalisations. [s69] Une supplementierung peut, comme chez un patient atteint de la maladie de Crohn avec des fistules récurrentes, soutenir la cicatrisation des plaies et améliorer le bien-être.

La vitamine D est également souvent insuffisante dans les MICI, une carence pouvant être à la fois une conséquence et un

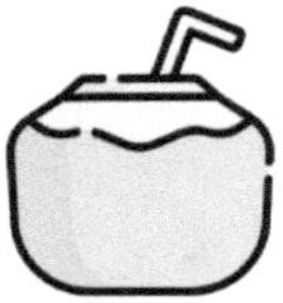

facteur de risque de la maladie. [s70] Une substitution de vitamine D peut réduire le risque de rechute. [s70] En cas de carence avérée, le médecin peut, comme chez un patient atteint de colite ulcéreuse avec un faible taux de vitamine D, recommander un dosage individuel – environ 1000-2000 unités par jour [s70]. La prise routinière de préparations multimétalliques sans diagnostic préalable n'est pas recommandée, car cela peut entraîner des surdosages. La substitution ciblée de minéraux individuels, basée sur les résultats des tests individuels et sous surveillance médicale, est l'approche préférée. [s67] Ainsi, la thérapie peut être optimisée en fonction des besoins du patient et les risques potentiels minimisés.

Carences en micronutriments dans les MII

Carences courantes en micronutriments nécessitant une supplémentation chez les patients atteints de MII.

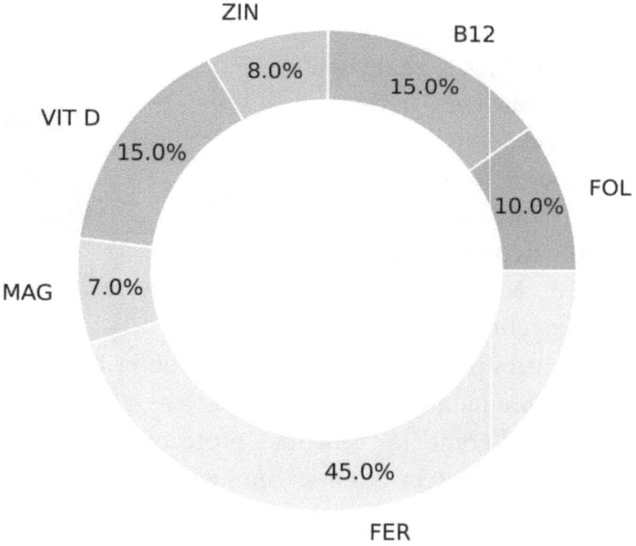

B12: Vitamine B12
FOL: Folate
VIT D: Vitamine D
FER: Fer
MAG: Magnésium
ZIN: Zinc

La carence en fer est la plus répandue, soulignant l'importance de la supplémentation en fer dans la prise en charge des MII. Les carences en B12 et en folate, bien que moins courantes que le fer, sont tout de même importantes et justifient une supplémentation. La carence en vitamine D représente également une part importante, soulignant la nécessité d'une surveillance et d'une supplémentation potentielle. Les carences en zinc et en magnésium, bien que moins fréquentes, contribuent tout de même au profil global des carences en micronutriments dans les MII.

Compléments en oligo-éléments

Les maladies inflammatoires chroniques de l'intestin (MICI) sont souvent associées à un besoin modifié en oligo-éléments. Les inflammations, la malabsorption et les traitements médicamenteux peuvent influencer l'équilibre de ces micronutriments essentiels. Le zinc et le sélénium sont deux exemples d'oligo-éléments dont la carence est fréquente chez les patients atteints de MICI et peut avoir des conséquences cliniques [s71]. Le zinc est notamment important pour le maintien de la barrière intestinale et la fonction immunitaire. Une carence en zinc peut aggraver l'inflammation en altérant la fonction protectrice de la muqueuse intestinale et en modifiant la réponse immunitaire [s71]. Le sélénium, quant à lui, est impliqué dans les processus inflammatoires, et une carence peut être associée à une évolution plus sévère de la maladie [s71]. Cependant, la détermination du statut en oligo-éléments est complexe, car les niveaux sériques fluctuent en cas d'inflammation chronique et ne reflètent pas toujours le besoin réel [s71]. Un supplementierung ciblée en zinc et en sélénium pourrait néanmoins avoir un effet positif sur l'activité de la maladie et améliorer les résultats du traitement [s71]. En plus du zinc et du sélénium, des préparations de fer ou, dans certains cas, un apport supplémentaire en zinc peuvent être nécessaires selon la situation individuelle [s72]. Cependant, une prise systématique de préparations multimétalliques n'est pas conseillée. Au contraire, la supplémentation devrait être basée sur un diagnostic complet et sous

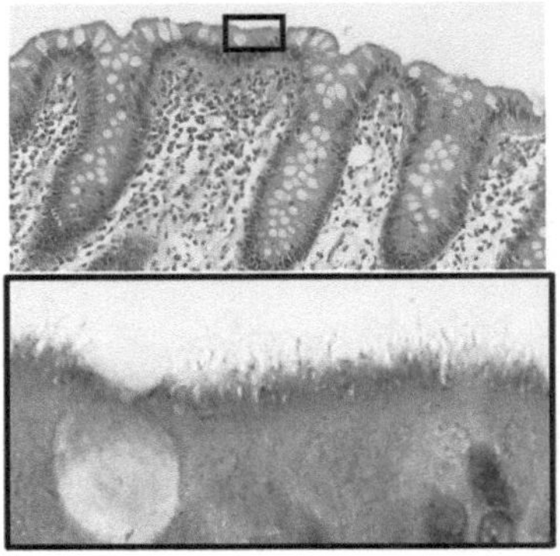

muqueuse intestinale [i47]

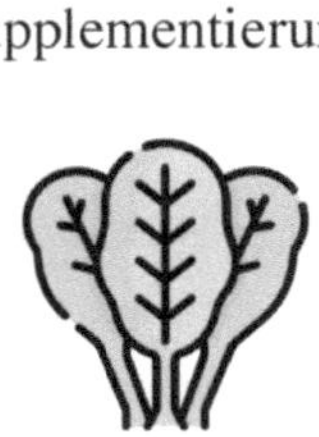

surveillance médicale pour éviter un surdosage et répondre aux besoins individuels. Ainsi, un patient atteint de la maladie de Crohn avec des fisteln récurrentes, chez qui une carence en zinc a été constatée, pourrait bénéficier d'un apport ciblé en zinc pour favoriser la cicatrisation des plaies.

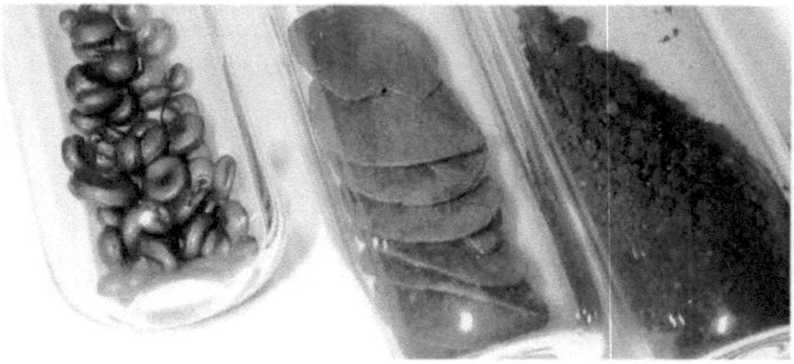

Sélénium [i48]

Bon à savoir

Oligo-éléments
Minéraux essentiels dont le corps a besoin en petites quantités, mais qui sont néanmoins indispensables à divers processus métaboliques. Dans le cas des MICI, une supplémentation peut être nécessaire pour compenser les carences pouvant résulter de la maladie elle-même ou de son traitement.

Préparations multimétalliques
Compléments alimentaires contenant une combinaison de différents minéraux. Dans le cas des MICI, il est déconseillé de prendre ces préparations de manière non contrôlée, car un surdosage de certains minéraux est possible et des interactions avec des médicaments peuvent survenir.

Fréquence des carences en MICI

Fréquence des carences en oligo-éléments

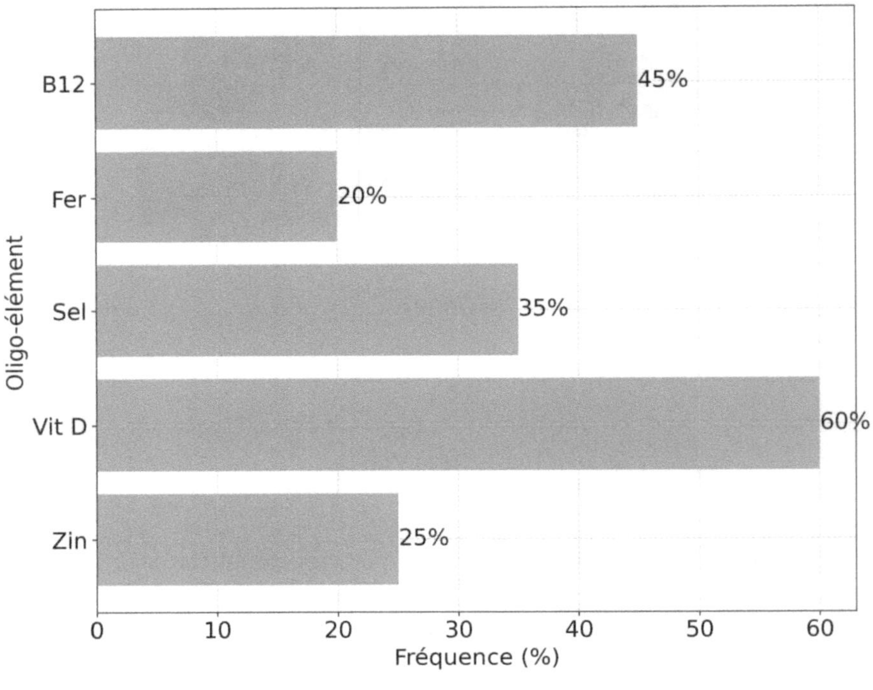

B12: Vitamine B12

Fer: Fer

Sel: Sélénium

Vit D: Vitamine D

Zin: Zinc

La carence en fer est la plus fréquente chez les patients atteints de MICI, suivie des carences en zinc et en sélénium. Les carences en vitamine B12 et en vitamine D sont moins fréquentes, mais doivent néanmoins être prises en compte. Les données soulignent la nécessité d'un contrôle régulier du statut des oligo-éléments dans les MICI.

Conseils concrets

- Profitez de la puissance des smoothies verts pour combler les lacunes nutritionnelles et intégrer des substances anti-inflammatoires telles que les épinards et le gingembre.
- Créez une matrice nutritionnelle personnalisée qui prend en compte vos besoins, votre tolérance et les interactions des compléments alimentaires.
- Essayez des préparations nutritionnelles liposomales pour améliorer l'absorption dans l'intestin et augmenter la biodisponibilité.
- Optez pour des poudres de protéines végétales à base de pois, de riz ou de chanvre pour garantir un apport en protéines en cas d'intolérances aux produits d'origine animale.
- Intégrez des fibres prébiotiques comme l'inuline ou l'amidon résistant pour favoriser spécifiquement la croissance des bactéries intestinales bénéfiques.
- Combinez judicieusement les compléments nutritionnels, par exemple, la vitamine D avec la vitamine K2 pour une utilisation optimale.
- Faites vérifier régulièrement votre statut en micronutriments et ajustez la posologie de vos compléments en conséquence.
- Choisissez des compléments nutritionnels sous forme de poudre pour adapter la posologie de manière flexible à vos besoins et les intégrer dans des smoothies ou des soupes.
- Veillez à la qualité de vos compléments nutritionnels et choisissez des produits de fabricants de confiance avec une déclaration transparente.

4. 2 Soutien à la digestion

Les troubles digestifs représentent une charge considérable dans les maladies inflammatoires chroniques de l'intestin (MICI) et influencent de manière significative la qualité de vie des personnes concernées. Une flore intestinale perturbée, des carences nutritionnelles et une activité enzymatique insuffisante contribuent à ces problèmes. Des mesures nutritionnelles complémentaires offrent ici de multiples approches pour soutenir la digestion et atténuer les symptômes. Les probiotiques, les aides digestives à base de plantes et les préparations enzymatiques peuvent, lorsqu'ils sont utilisés de manière ciblée, avoir des effets positifs sur la santé intestinale et le bien-être. Cependant, le choix et l'application appropriés de ces mesures nécessitent des connaissances approfondies et une adaptation individuelle. Lisez la suite pour en savoir plus sur les différentes possibilités de soutien digestif dans le cadre des MICI et pour développer la stratégie qui vous convient.

L'ajustement individuel des souches de probiotiques avec un médecin est essentiel, en particulier chez les personnes immunodéprimées, pour soutenir spécifiquement la flore intestinale et réduire les inflammations.

Cultures probiotiques

Les cultures probiotiques, des micro-organismes vivants aux propriétés potentiellement bénéfiques pour la santé, peuvent jouer un rôle de soutien dans les maladies inflammatoires chroniques de l'intestin (MICI) [s73] [s74]. Elles peuvent influencer positivement la composition de la flore intestinale et ainsi renforcer la fonction barrière de la muqueuse intestinale [s73]. Les probiotiques favorisent la production d'kurzkettigen_fettsaeuren (AGCC), qui servent de source d'énergie pour les cellules de la muqueuse intestinale et soutiennent ainsi leur régénération [s75]. De plus, les probiotiques peuvent moduler la réponse immunitaire en influençant la production de cytokines anti-inflammatoires et en régulant l'activité des cellules immunitaires [s74]. Ils contribuent ainsi à réduire les réactions inflammatoires excessives dans l'intestin, qui jouent un rôle central dans les MICI. Les différents mécanismes d'action des probiotiques – tels que la manipulation de la microbiote intestinal, la suppression des agents pathogènes, la modulation immunitaire et le renforcement de la barrière intestinale – peuvent se compléter mutuellement et ainsi contribuer à l'amélioration des symptômes [s74]. Lors du choix des probiotiques, il est important de prêter attention aux souches bactériennes spécifiques, car leur effet peut varier [s75]. Un produit contenant une combinaison de différentes

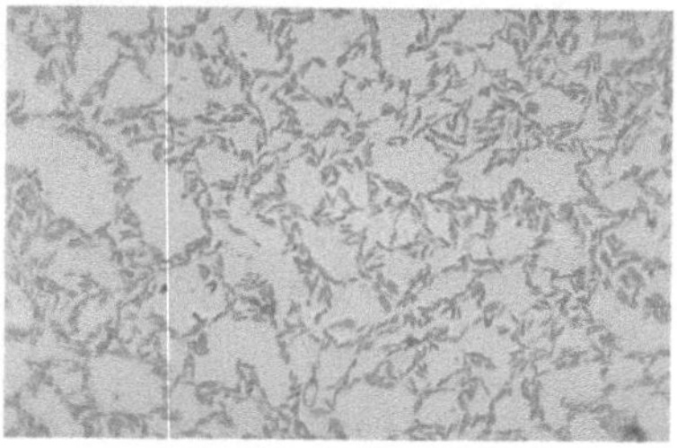

Microbiote intestinal [i49]

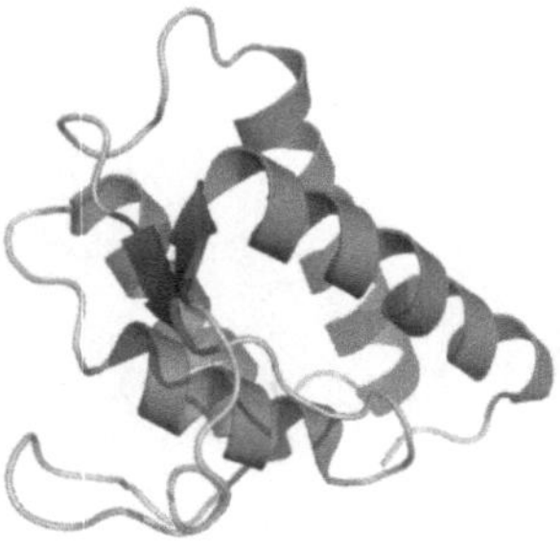

Cytokines [i50]

souches, qui se complètent dans leur mode d'action, peut par exemple être judicieux pour augmenter la diversité de la flore intestinale tout en obtenant des effets anti-inflammatoires. Il est essentiel que l'utilisation de probiotiques dans les MICI se fasse toujours en consultation avec un médecin afin de déterminer le dosage approprié et la souche bactérienne adaptée à la situation individuelle. Une prudence particulière est de mise chez les personnes immunodéprimées [s76] [s77].

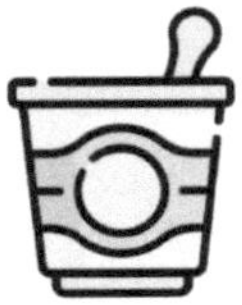

Bon à savoir

Barrière intestinale

La barrière intestinale, également appelée barrière du côlon, est une couche de protection dans l'intestin qui empêche les substances nocives et les agents pathogènes de pénétrer dans le corps. Dans les MICI, cette barrière est souvent affaiblie, ce qui peut entraîner des inflammations et d'autres problèmes. Les probiotiques peuvent contribuer à renforcer la barrière intestinale et à améliorer sa fonction.

Cultures probiotiques

Les cultures probiotiques sont des micro-organismes vivants qui, lorsqu'ils sont ingérés en quantité suffisante, peuvent avoir un effet positif sur la santé intestinale. Dans les MICI, elles peuvent aider à rétablir l'équilibre de la flore intestinale et à renforcer la muqueuse intestinale. Cela peut conduire à une réduction des inflammations et à une amélioration de la fonction digestive.

Microbiote intestinal

Le microbiote intestinal, également appelé flore intestinale, désigne l'ensemble des micro-organismes qui colonisent l'intestin. Il joue un rôle crucial dans la digestion, le système immunitaire et la santé générale. Dans les MICI, la composition de la flore intestinale est souvent perturbée, ce qui peut aggraver les symptômes. Les probiotiques peuvent aider à stabiliser la flore intestinale et ainsi améliorer la santé intestinale.

Efficacité des probiotiques dans les MII

Efficacité des souches probiotiques dans les MII par dosage et occurrence.

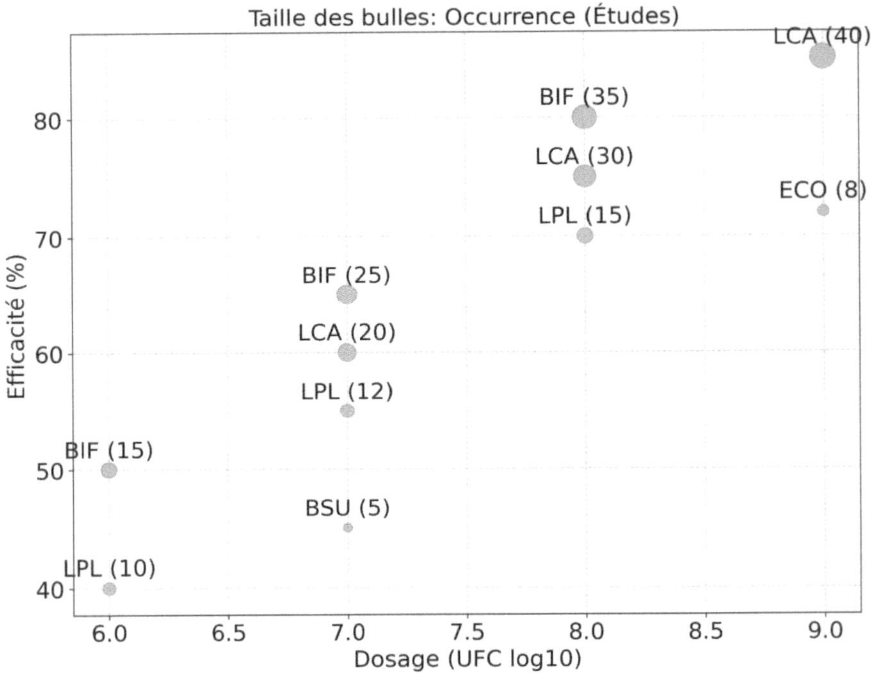

Blasengröße: Occurrence (Études)

BIF: B. bifidum

BSU: B. subtilis

ECO: E. coli Nissle 1917

LCA: L. casei

LPL: L. plantarum

Des doses plus élevées de L. casei et de B. bifidum montrent une corrélation plus forte avec l'efficacité, tandis que L. plantarum démontre une efficacité sur une gamme de doses plus large. L'occurrence met en évidence la prévalence de la recherche sur des souches spécifiques, suggérant que davantage de recherche est nécessaire pour les souches ayant une occurrence plus faible.

Aides digestives végétales

Les aides digestives végétales peuvent être utilisées en complément du traitement médical conventionnel pour les maladies inflammatoires chroniques de l'intestin (MICI). Des études suggèrent que les thérapies végétales peuvent réduire l'activité inflammatoire dans la colite expérimentale en abaissant les niveaux d'indices inflammatoires, y compris les cytokines sériques et les indices de stress oxydatif [s78]. Les effets positifs reposent sur divers mécanismes tels que la régulation immunitaire, l'activité antioxydante et l'inhibition de la leucotriène B4 ainsi que du facteur nucléaire-κB [s78]. Par exemple, les polyphénols, présents dans de nombreuses plantes, peuvent réduire l'activité de la maladie [s79]. Les ballaststoffe, en particulier les fibres végétales, ont également un effet positif sur les symptômes des MICI en atténuant les troubles gastro-intestinaux [s79]. Un régime riche en fibres peut ainsi améliorer la qualité de vie des personnes concernées et même conduire à une rémission clinique [s79]. Un régime pauvre en FODMAP peut également améliorer la qualité de vie en réduisant les symptômes gastro-intestinaux cliniques et les inconforts [s79]. Ceux qui souhaitent modifier leur alimentation devraient le faire progressivement et observer la tolérance des différents aliments. L'aloe vera, traditionnellement utilisée pour traiter la constipation, contient des anthraquinones, qui ont un effet laxatif [s80]. Cependant, la prise à long terme et à forte dose d'aloe vera doit être abordée avec prudence, car elle peut entraîner des pertes électrolytiques.

Bon à savoir

Anthraquinones

Les anthraquinones sont des laxatifs naturels présents dans l'aloe vera. Elles stimulent l'activité intestinale et peuvent aider en cas de constipation. Cependant, une prise à long terme d'anthraquinones peut entraîner des pertes électrolytiques et une dépendance.

Facteur nucléaire-κB

Le facteur nucléaire-κB (NF-κB) est un facteur de transcription qui joue un rôle clé dans les réactions inflammatoires. L'inhibition de NF-κB peut réduire la production de cytokines pro-inflammatoires et ainsi atténuer l'inflammation dans l'intestin.

Stress oxydatif

Le stress oxydatif résulte d'un déséquilibre entre les radicaux libres et les antioxydants dans le corps. Dans les MICI, le stress oxydatif peut endommager la muqueuse intestinale et aggraver les inflammations. Une alimentation riche en antioxydants peut aider à réduire le stress oxydatif et à protéger la muqueuse intestinale.

Composés végétaux efficaces pour le soutien digestif dans les MII

Répartition des composés végétaux efficaces pour le soutien digestif dans les MII.

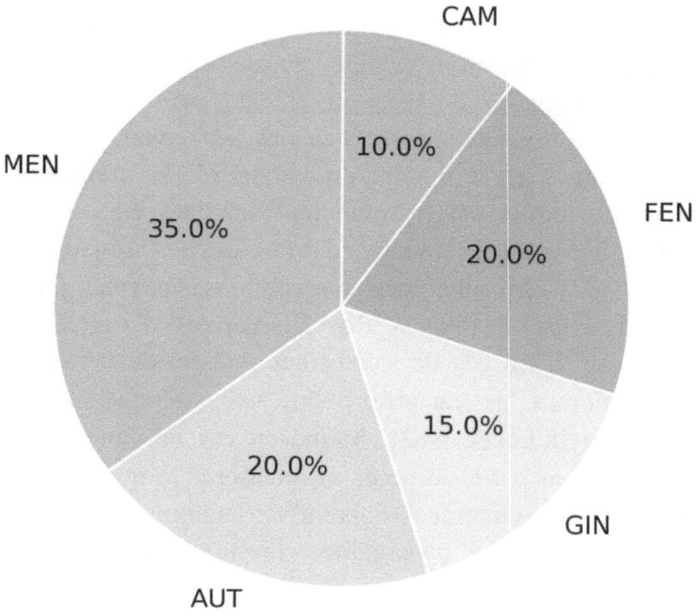

AUT: Autres (par exemple, curcuma, aloe vera)

CAM: Camomille

FEN: Fenouil

GIN: Gingembre

MEN: Huile essentielle de menthe poivrée

Alors que l'huile de menthe poivrée présente le plus grand bénéfice potentiel, une combinaison de différents composés végétaux comme le fenouil, le gingembre et la camomille peut offrir une approche plus holistique pour gérer l'inconfort digestif dans les MII. Des recherches supplémentaires sont nécessaires pour bien comprendre les effets synergiques de ces composés.

Préparations enzymatiques

Les préparations enzymatiques peuvent être utilisées en cas de troubles digestifs dans le cadre des maladies inflammatoires chroniques de l'intestin (MICI). Un manque d'enzymes digestives, par exemple en raison d'une insuffisance pancréatique exocrine (IPE), affecte l'absorption des nutriments et peut entraîner une maldigestion et une malabsorption [s81] [s82]. Une thérapie de substitution enzymatique (TSE) peut remédier à cela et améliorer la digestion des graisses, ce qui peut avoir un impact positif sur les symptômes et la qualité de vie [s81]. Le traitement par des enzymes pancréatiques est le traitement standard en cas d'IPE et est également utilisé dans la mucoviscidose, qui est souvent associée à l'IPE [s83] [s82]. En plus des préparations enzymatiques animales classiques, il existe également des alternatives d'origine végétale et microbienne [s83]. En cas de stéatorrhée avérée, de perte de poids ou d'autres symptômes de malabsorption, une thérapie de substitution enzymatique est indiquée [s82]. Même en cas de cancer du pancréas, elle peut ralentir la perte de poids et améliorer la qualité de vie [s82]. Les préparations enzymatiques doivent être administrées conformément aux directives pour la pancréatite chronique [s82]. En plus des préparations de fer orales classiques telles que le fer sulfate, le fer succinate et le fer fumarate, il existe de nouvelles formulations de fer oral, comme le fer sucrosomal, qui présentent une haute bioverfuegbarkeit et moins d'effets secondaires [s84]. En cas de MICI active et d'anémie sévère, les préparations de fer intraveineuses sont préférées, car elles contournent le tractus gastro-intestinal [s84]. Aux États-Unis, les préparations de fer orales sont considérées comme le premier choix, tandis qu'en Europe, les préparations intraveineuses sont la norme [s84]. Le choix de la préparation de fer appropriée doit se faire en consultation avec un médecin.

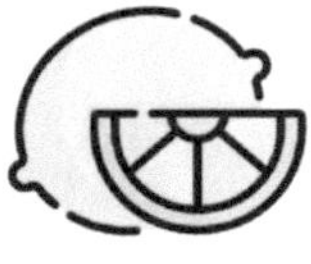

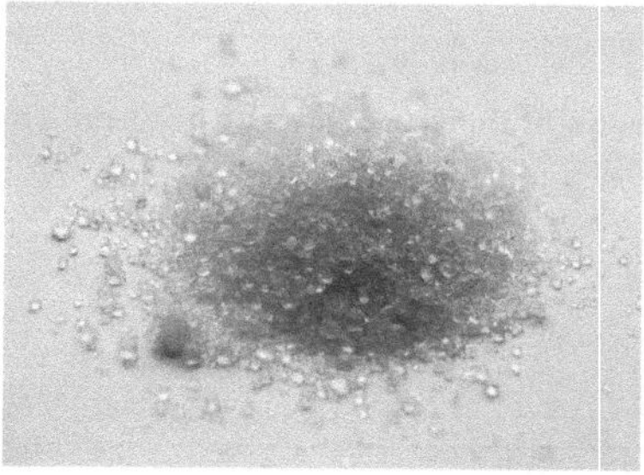

Sulfate de fer(II) [i51]

Bon à savoir

Fer sucrosomal

Une forme spéciale de préparations de fer qui offre une meilleure absorption et tolérance par rapport aux préparations de fer classiques. Peut être utile pour les patients atteints de MICI souffrant d'une carence en fer.

Insuffisance pancréatique exocrine

Ici, le pancréas ne produit pas suffisamment d'enzymes digestives. Cela peut entraîner des problèmes de digestion des graisses et d'absorption des nutriments, et est particulièrement pertinent dans le cas des MICI.

Thérapie de substitution enzymatique

Des enzymes digestives artificielles sont prises pour remplacer les enzymes manquantes du pancréas et améliorer la digestion. Cela peut être utile pour les patients atteints de MICI souffrant de maldigestion et de malabsorption.

Activité enzymatique dans le tractus digestif simulé

Activité enzymatique au fil du temps dans un environnement de MICI simulé.

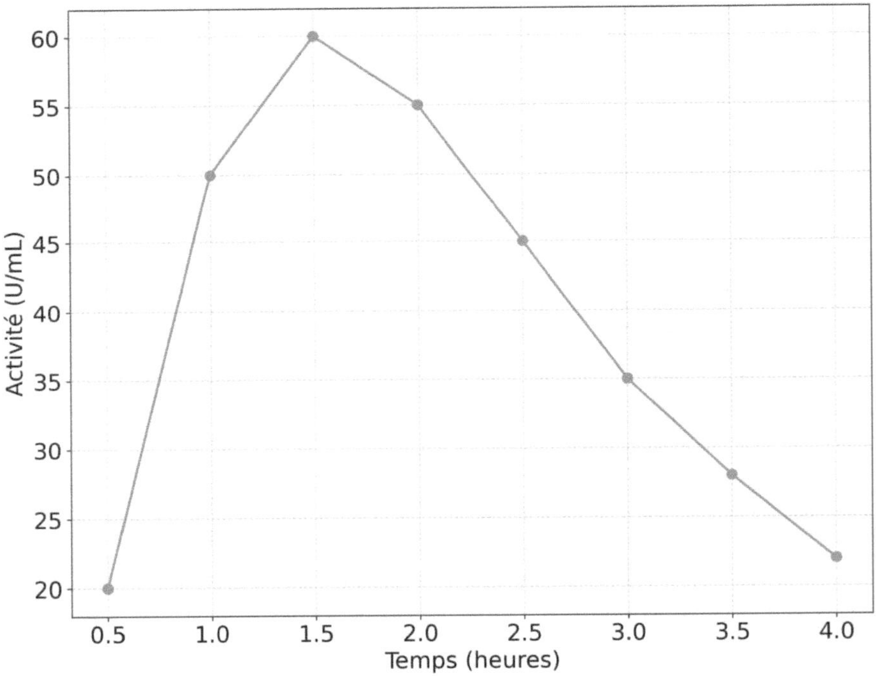

Le graphique montre une augmentation significative de l'activité enzymatique au cours de la première heure, culminant vers 1,5 heure. Cela suggère un soutien rapide à la digestion initiale. La baisse subséquente indique une réduction du substrat disponible ou une dégradation enzymatique potentielle au fil du temps. Le maintien d'un soutien digestif constant dans les MICI peut nécessiter des doses répétées ou des formulations à libération prolongée.

Conseils concrets

- Investissez dans un mixeur de haute qualité pour réduire en purée des aliments riches en fibres tout en facilitant la digestion.
- Créez des mélanges d'épices personnalisés qui stimulent votre digestion tout en enrichissant le goût de vos plats.
- Préparez vous-même des boissons fermentées comme le kombucha ou le kéfir d'eau et ajustez le degré de fermentation selon vos besoins individuels.
- Découvrez le monde des champignons médicinaux et intégrez-les à votre alimentation, après consultation avec votre médecin.
- Apprenez les bases du massage abdominal pour stimuler doucement votre digestion et soulager les troubles digestifs.
- Profitez de la chaleur : réchauffez légèrement vos plats avant de les consommer pour soutenir la digestion.
- Expérimentez avec différents agents gélifiants comme les graines de lin ou les graines de chia et observez les effets sur votre digestion.
- Plongez dans l'univers de la cuisine ayurvédique et découvrez des épices et des méthodes de préparation qui harmonisent votre digestion.
- Intégrez régulièrement des substances amères dans votre alimentation, par exemple en consommant de la chicorée ou des artichauts.
- Développez une routine du soir qui soutient votre digestion et vous permet de bénéficier d'un sommeil réparateur.
- Misez sur la puissance de la propolis et discutez de sa prise avec votre médecin pour profiter de ses propriétés anti-inflammatoires.

4. 3 Tenir un journal alimentaire

Un protocole alimentaire aide à révéler les liens entre l'alimentation et les symptômes des maladies inflammatoires chroniques de l'intestin. La documentation des aliments, des boissons, des modes de préparation et des moments des repas permet d'identifier des déclencheurs individuels des symptômes. En même temps, le protocole fournit des informations précieuses sur l'influence de différents aliments sur l'évolution de la maladie. En plus des symptômes concrets tels que des douleurs abdominales ou des ballonnements, il convient également de noter des troubles généraux du bien-être. Cette collecte de données exhaustive constitue la base d'un ajustement ciblé de l'alimentation et du développement d'une stratégie nutritionnelle individuelle. Découvrez ci-après comment tenir un protocole alimentaire de manière efficace et tirer le meilleur parti des connaissances acquises.

Un protocole alimentaire n'est vraiment utile que si, en plus des aliments consommés et des quantités, la méthode de préparation, l'heure de la journée, les symptômes associés et le bien-être général sont également documentés.

Créer un journal des symptômes

Un journal des symptômes sert à l'enregistrement systématique des plaintes et de leur évolution dans le temps. En documentant des symptômes tels que des douleurs abdominales, des selles, mais aussi des troubles généraux du bien-être, des schémas récurrents peuvent être identifiés [s85] [s86]. En complément de la documentation des symptômes, il est important d'enregistrer l'apport alimentaire afin de révéler les liens entre l'alimentation et les plaintes [s87] [s88]. Ainsi, un journal des symptômes peut aider à identifier des déclencheurs personnels pour les poussées. Notez par exemple, en plus de l'intensité de la douleur (légère, modérée, forte) et de sa durée, l'heure d'apparition ainsi que des symptômes associés tels que des ballonnements ou nausées. Grâce à l'enregistrement détaillé de l'apport alimentaire, y compris des boissons, vous transformez votre journal des symptômes en un outil précieux. L'examen conjoint des symptômes et de l'alimentation vous permet de reconnaître des liens potentiels et d'adapter votre alimentation de manière ciblée. Des applications de journal numérique peuvent faciliter la documentation et offrir des fonctionnalités supplémentaires telles que des graphiques pour visualiser l'évolution de la maladie [s88]. Lorsque vous choisissez une application, veillez à ce qu'elle réponde à vos besoins individuels et permette un enregistrement détaillé des symptômes et des aliments. L'évaluation conjointe de votre journal des symptômes avec votre médecin peut optimiser le traitement. [s86] Un journal des symptômes détaillé vous aide à participer activement à votre processus de santé et à trouver, avec votre médecin, le meilleur traitement possible.

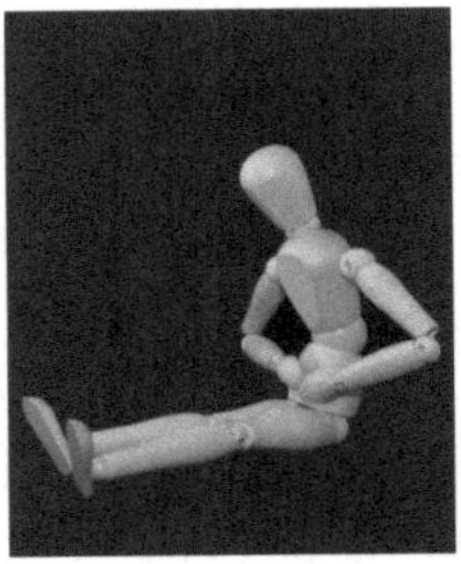

Nausées [i52]

Bon à savoir

Ballonnements

Les ballonnements résultent d'une accumulation excessive de gaz dans le tractus digestif et peuvent entraîner une sensation de plénitude désagréable et des douleurs abdominales. La consignation des ballonnements dans le journal alimentaire peut aider à identifier les aliments qui provoquent des ballonnements.

Nausées

Les nausées sont une sensation désagréable dans l'estomac, souvent accompagnée d'une envie de vomir. La documentation des nausées dans le protocole alimentaire peut aider à identifier les déclencheurs alimentaires.

Symptôme

Un symptôme est un signe d'une maladie, perçu par le patient, tel que des douleurs abdominales, de la diarrhée ou des ballonnements. La documentation des symptômes dans le protocole alimentaire aide à reconnaître les liens avec l'alimentation.

Corrélation entre la sévérité des symptômes et l'alimentation

Corrélation entre la sévérité des symptômes et l'apport alimentaire au fil du temps.

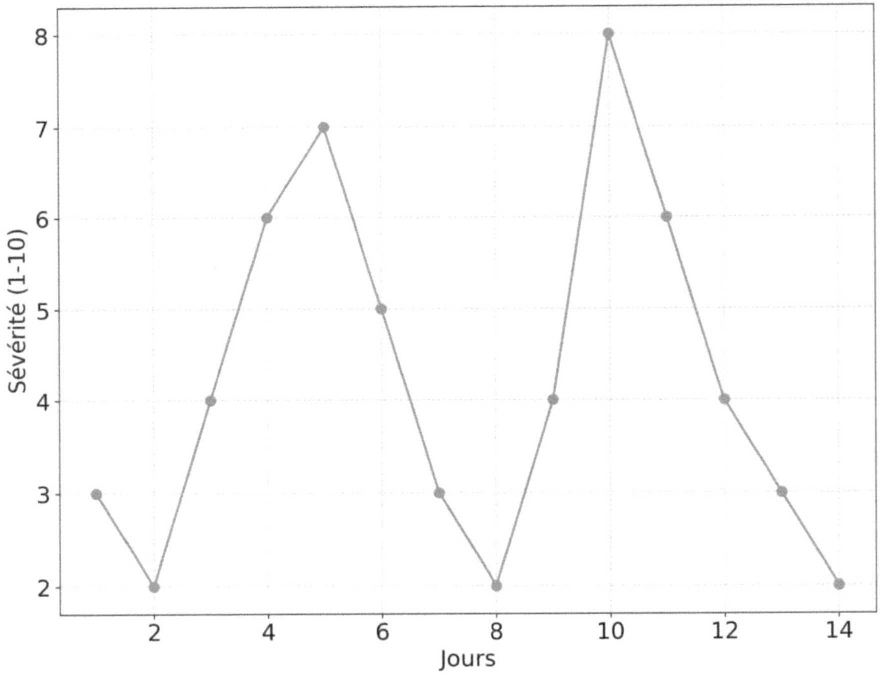

Ce graphique montre une corrélation potentielle entre les choix alimentaires et la sévérité des symptômes. Une augmentation de la sévérité des symptômes semble coïncider avec la consommation d'aliments déclencheurs, ce qui suggère un besoin d'ajustements alimentaires et d'investigations supplémentaires sur les intolérances alimentaires spécifiques.

Documenter les tolérances

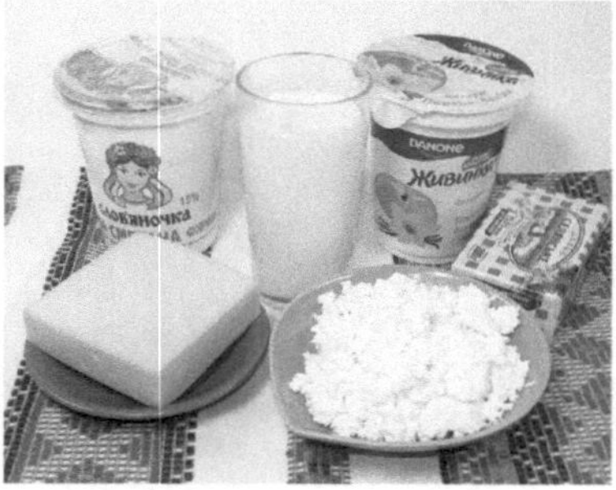

Produits laitiers [i53]

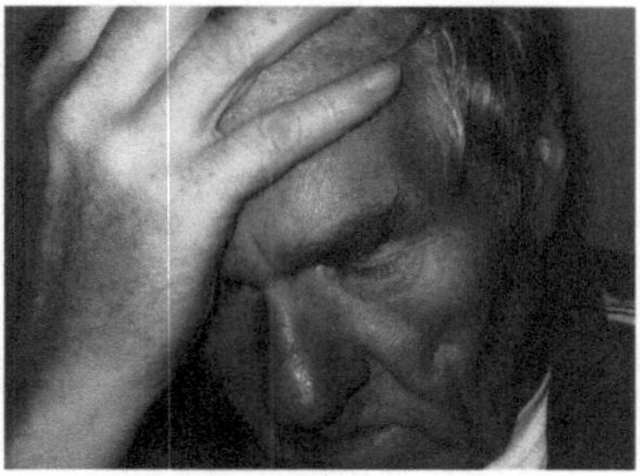

Fatigue [i54]

La documentation de la tolérance alimentaire est une étape importante pour comprendre les déclencheurs individuels des beschwerden des maladies inflammatoires chroniques de l'intestin. Un protocole alimentaire détaillé, tenu sur une période donnée, aide à établir des liens entre les aliments et l'apparition des symptômes [s89]. En plus de l'énumération complète de tous les aliments et boissons consommés, y compris les quantités, le protocole devrait également contenir des informations sur les méthodes de préparation. Cela permet d'examiner l'influence des légumes crus par rapport aux légumes cuits sur la digestion. De plus, il est conseillé de noter l'heure des repas afin de capturer les variations de tolérance en fonction du moment de la journée. En plus des symptômes concrets tels que des douleurs abdominales, des diarrhées ou des ballonnements, vous devez également enregistrer des troubles généraux du bien-être tels que la fatigue ou des difficultés de concentration. Ces informations permettent une analyse plus complète des réactions du corps à différents aliments et contribuent à identifier les unvertraeglichkeiten individuelles [s89]. L'évaluation régulière du protocole alimentaire vous aide à adapter votre alimentation de manière ciblée et à prolonger les périodes sans symptômes. Une telle analyse précise peut, par exemple, révéler que certains groupes d'aliments, comme les produits laitiers ou les céréales contenant du gluten, sont tolérés en certaines quantités ou méthodes de préparation, tandis que d'autres variantes provoquent des symptômes.

Reconnaître les habitudes alimentaires

En tenant un journal alimentaire dans lequel vous documentez votre consommation alimentaire et les symptômes associés, vous pouvez identifier des liens entre votre alimentation et l'évolution de votre maladie. L'analyse individuelle de votre journal permet d'identifier des schémas récurrents et de comprendre les déclencheurs personnels des symptômes. Un exemple : vous observez dans le journal alimentaire que les douleurs abdominales et les ballonnements augmentent après la consommation de produits laitiers. Cette observation peut indiquer une laktoseintoleranz, qui est fréquente chez les personnes atteintes de maladies inflammatoires chroniques de l'intestin. En réduisant ou en évitant temporairement les produits laitiers, vous vérifiez si les symptômes s'améliorent. Une telle approche systématique, soutenue par le journal alimentaire, vous aide à reconnaître les intolérances individuelles et à adapter votre alimentation en conséquence. Notez qu'il n'existe pas de recommandations alimentaires uniformes pour les maladies inflammatoires chroniques de l'intestin. Ce qui est bien toléré par un patient peut entraîner des symptômes chez un autre. La composition des macronutriments, en particulier la qualité des glucides et des graisses, est plus déterminante que la quantité. Ainsi, éviter les aliments hautement transformés et les sucres simples peut avoir des effets positifs sur l'évolution de la maladie. Contrairement au régime occidental, riche en graisses saturées et en sucres raffinés, et associé à un risque accru de maladies inflammatoires chroniques de l'intestin, l'alimentation anti-inflammatoire se concentre sur des aliments à faible index glycémique, des pré- et probiotiques, ainsi que des graisses saines. L'adaptation de l'apport alimentaire aux besoins et tolérances individuels du patient est centrale. Pendant une crise, des aliments mous et en purée sont recommandés pour ménager le système digestif. Avec l'atténuation des symptômes, vous élargissez progressivement votre choix alimentaire et documentez soigneusement les réactions de votre corps dans le journal alimentaire. Ainsi, vous obtenez des informations précieuses sur vos tolérances personnelles et développez au fil du temps une stratégie alimentaire individuelle qui répond à vos besoins.

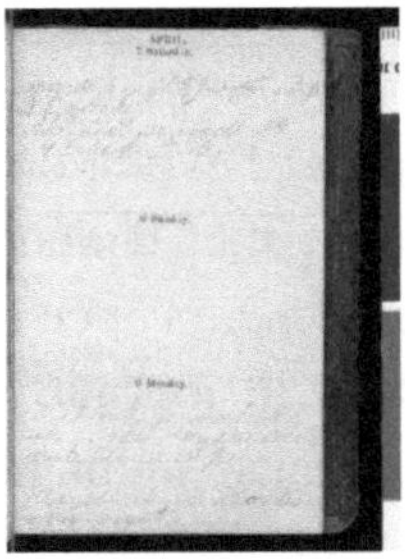

Journal alimentaire [i55]

Bon à savoir

Crise

Phase aiguë d'une maladie inflammatoire chronique de l'intestin avec des symptômes exacerbés. L'alimentation pendant la crise doit être particulièrement soigneusement documentée dans le journal, car elle peut avoir un impact important sur les symptômes.

Index glycémique

Une mesure de la rapidité avec laquelle un aliment contenant des glucides influence le taux de sucre dans le sang. Les aliments à faible index glycémique sont recommandés pour les maladies inflammatoires chroniques de l'intestin et doivent être pris en compte dans le journal alimentaire.

Probiotiques

Micro-organismes vivants qui soutiennent la flore intestinale et peuvent avoir des effets positifs dans le cadre des maladies inflammatoires chroniques de l'intestin. La prise de probiotiques doit être consignée dans le journal alimentaire.

Corrélation entre la nutrition et les symptômes de la MICI

Corrélation entre les groupes d'aliments, l'intensité des symptômes et le temps écoulé depuis la consommation.

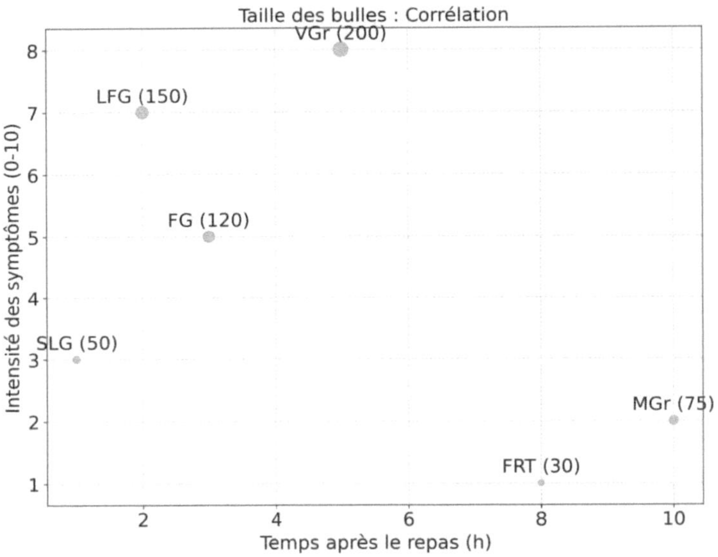

Blasengröße: Corrélation

FG: Féculents frits/riches

LFG: Produits laitiers/Gluten fermenté

SLG: Légumes/Sans gluten

FRT: Fruits

MGr: Viandes maigres

VGr: Viandes grasses

Ce graphique suggère une corrélation potentielle entre certains groupes d'aliments et les poussées de symptômes. Les bulles plus grosses indiquent une corrélation plus forte. La position sur l'axe des y reflète la gravité des symptômes rapportés, tandis que l'axe des x indique le temps moyen après la consommation jusqu'à l'apparition des symptômes. Des groupes de bulles dans des zones spécifiques pourraient mettre en évidence des groupes d'aliments problématiques et leur temps d'apparition typique des symptômes. Par exemple, un groupe de grosses bulles liées aux produits laitiers, en haut de l'axe des y et en bas de l'axe des x, suggérerait une forte corrélation entre la consommation de produits laitiers, des symptômes graves et une apparition rapide.

Conseils concrets

- Modifiez la consistance de vos repas : par exemple, mixez des soupes ou des ragoûts pour alléger le système digestif sans renoncer aux nutriments essentiels.
- Notez dans votre journal alimentaire non seulement CE que vous mangez, mais aussi COMMENT vous mangez : faites attention à votre humeur, votre environnement et votre sensation de satiété pendant le repas.
- Mettez en place un "baromètre de tolérance" : évaluez dans le journal la tolérance de chaque aliment sur une échelle de 1 (très bien toléré) à 10 (non toléré).
- Expérimentez avec de petites portions de nouveaux aliments et augmentez-les lentement pour observer précisément la réaction de votre corps.
- Utilisez votre journal alimentaire pour déterminer si la combinaison de certains aliments provoque des inconforts qui sont bien tolérés individuellement.
- Photographiez vos repas pour votre journal : cela vous donnera un aperçu rapide de votre alimentation et vous aidera à identifier des schémas cachés.
- Analysez votre journal après des crises de fringales émotionnelles : y a-t-il des émotions spécifiques qui vous poussent à manger certains aliments ?
- Indiquez dans le journal si vous avez fait du sport avant ou après le repas et quel impact cela a sur votre tolérance.
- Créez un nouveau journal alimentaire chaque semaine avec un focus spécifique, par exemple sur les fibres, pour obtenir des insights ciblés.

Révision - 4. Mesures nutritionnelles complémentaires

Les mesures nutritionnelles complémentaires jouent un rôle important dans les maladies inflammatoires chroniques de l'intestin (MICI), car elles peuvent vous aider à compenser les carences et à soutenir votre traitement. Les inflammations et les modifications du tractus intestinal peuvent altérer l'absorption de vitamines et de minéraux essentiels, ce qui entraîne un besoin accru. Une supplémentation ciblée et individualisée est donc souvent indispensable pour fournir à votre corps les nutriments nécessaires et promouvoir votre santé. Il est crucial de ne pas se tourner aveuglément vers des préparations multivitaminées ou multimétalliques, mais de faire vérifier régulièrement vos valeurs sanguines par votre médecin. Sur la base de ces résultats, votre médecin pourra vous donner une recommandation sur mesure pour la supplémentation en vitamines et minéraux spécifiques, tels que la vitamine B12, la vitamine D, le fer, le magnésium ou le zinc. Cela permet d'éviter les surdosages et de s'assurer que vous recevez exactement les nutriments dont votre corps a besoin.

En plus de la supplémentation en micronutriments, les probiotiques et les aides digestives à base de plantes peuvent également compléter votre traitement de manière significative. Les probiotiques, c'est-à-dire des micro-organismes vivants aux propriétés bénéfiques pour la santé, peuvent contribuer à stabiliser la flore intestinale et à réduire les inflammations. Lorsque vous choisissez des probiotiques, faites attention aux souches bactériennes spécifiques et discutez de leur prise avec votre médecin. Les aides digestives à base de plantes, telles que les fibres ou certains polyphénols, peuvent également avoir des effets positifs sur votre digestion et votre bien-être. Expérimentez prudemment avec différents préparations à base de plantes et observez attentivement comment votre corps réagit. Là encore, il est conseillé de consulter votre médecin.

Pour identifier vos besoins individuels et vos intolérances, tenir un journal des symptômes est un outil précieux. Documentez non seulement vos plaintes, mais aussi votre alimentation, y compris les quantités, les modes de préparation et les moments de la journée. Cela vous permettra de reconnaître les liens entre certains aliments et l'apparition de vos symptômes. Les applications de journal numérique peuvent faciliter la documentation et offrent souvent des fonctionnalités supplémentaires, comme des graphiques pour visualiser l'évolution de votre maladie. L'évaluation de votre journal des symptômes avec votre médecin permet d'ajuster votre stratégie nutritionnelle de manière ciblée et peut ainsi contribuer à améliorer votre qualité de vie.

La mise en œuvre de ces recommandations peut vous sembler initialement laborieuse. Commencez donc progressivement et concentrez-vous d'abord sur les aspects qui vous semblent les plus importants. Intégrez la documentation de votre alimentation et de vos symptômes dans votre quotidien et considérez cela comme un investissement dans votre santé. Avec le temps, vous reconnaîtrez des schémas et apprendrez à adapter votre alimentation à vos besoins individuels. Une alimentation équilibrée, complétée par des mesures ciblées, peut vous aider à mieux gérer votre MICI et à améliorer durablement votre qualité de vie. Restez motivé et laissez-vous soutenir par votre médecin ou un conseiller en nutrition – cela en vaut la peine !

5. Organisation pratique au quotidien

Comment organiser son quotidien avec une maladie inflammatoire chronique de l'intestin sans être constamment dominé par elle ? La gestion des MICI nécessite des routines réfléchies et une bonne organisation - de la cuisine au restaurant. Avec les bonnes stratégies, il est possible de gérer sereinement les activités professionnelles et privées sans renoncer au plaisir et à la vie sociale. Les pages suivantes présentent des solutions éprouvées pour des situations quotidiennes typiques et déconstruisent le mythe selon lequel les MICI signifient automatiquement des restrictions.

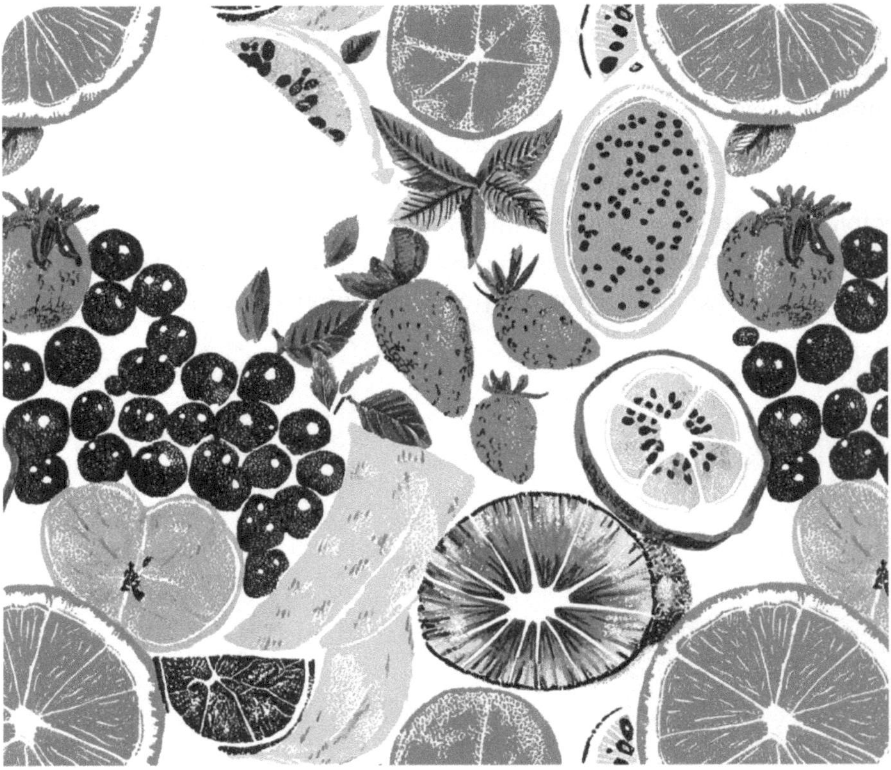

5. 1 Préparation des repas

La préparation des repas aide à mettre en œuvre une alimentation adaptée aux maladies inflammatoires chroniques de l'intestin (MICI) au quotidien. Une planification réfléchie évite le stress et facilite la gestion des besoins changeants durant les différentes phases de la maladie. Elle soutient le choix des aliments appropriés et le respect des tailles de portions. En même temps, elle permet de gagner du temps et de créer des espaces pour d'autres activités importantes. Une approche structurée lors des courses, de la préparation et du stockage des aliments contribue de manière décisive à la mise en œuvre réussie d'un plan alimentaire individuel. Les défis tels que le manque de temps, la fatigue ou les intolérances peuvent être surmontés grâce à une planification astucieuse. Découvrez des stratégies pratiques et des conseils qui vous aideront à concevoir vos repas de manière à favoriser votre santé et votre bien-être.

Une planification des repas flexible, qui intègre l'évolution de la maladie, les besoins individuels et le quotidien, réduit le stress et favorise la conformité à long terme au régime chez les MICI.

Organiser le stockage des provisions

Une gestion ordonnée des provisions facilite la mise en œuvre d'un plan nutritionnel en cas de maladies inflammatoires chroniques de l'intestin (MICI). L'organisation des provisions doit être étroitement alignée sur les besoins individuels et l'évolution actuelle de la maladie [s90]. Pendant une poussée, des aliments faciles à digérer sont importants, tandis qu'en remission, l'accent peut être mis sur une alimentation riche en fibres [s90]. Une gestion des provisions basée sur des aliments anti-inflammatoires soutient une alimentation équilibrée [s90]. En particulier, les aliments d'origine végétale contenant des fibres solubles favorisent la santé intestinale [s90]. La connaissance des sources alimentaires de nutriments critiques aide à prévenir les carences [s91]. Par exemple, les besoins en vitamine D peuvent être couverts par des produits laitiers allégés, tandis que le lait entier, bien qu'il soit riche en vitamine D, contient également de nombreuses graisses saturées, et les variantes sans graisse sont pauvres en vitamines liposolubles [s92]. La préparation d'aliments frais peut être facilitée par des appareils de cuisine, ce qui est particulièrement utile en cas de prise alimentaire limitée pendant les phases aiguës [s90]. Les préférences des membres de la famille doivent également être prises en compte pour garantir l'acceptation et donc l'apport en nutriments [s91]. La préparation de repas à domicile peut entraîner un apport énergétique et protéique plus élevé par rapport aux plats préparés ou aux repas pris au restaurant [s91]. Lors du choix des fruits et légumes, il est conseillé de privilégier les variétés faciles à digérer, pelées et cuites [s92]. Les produits céréaliers complets ne sont recommandés qu'en cas de bonne tolérance, les noix et les graines étant idéalement moulues [s92]. Les légumineuses sont souvent difficiles à digérer, mais certaines variétés sont mieux tolérées [s92]. Les œufs doivent être cuits à la coque ou pochés plutôt que brouillés ou frits [s92]. La motivation et l'engagement des personnes concernées influencent la conformité au régime et donc l'apport en nutriments [s91]. La collaboration avec un diététicien soutient la mise en œuvre pratique et assure l'apport en nutriments [s91].

Durabilité des aliments

Durabilité au réfrigérateur

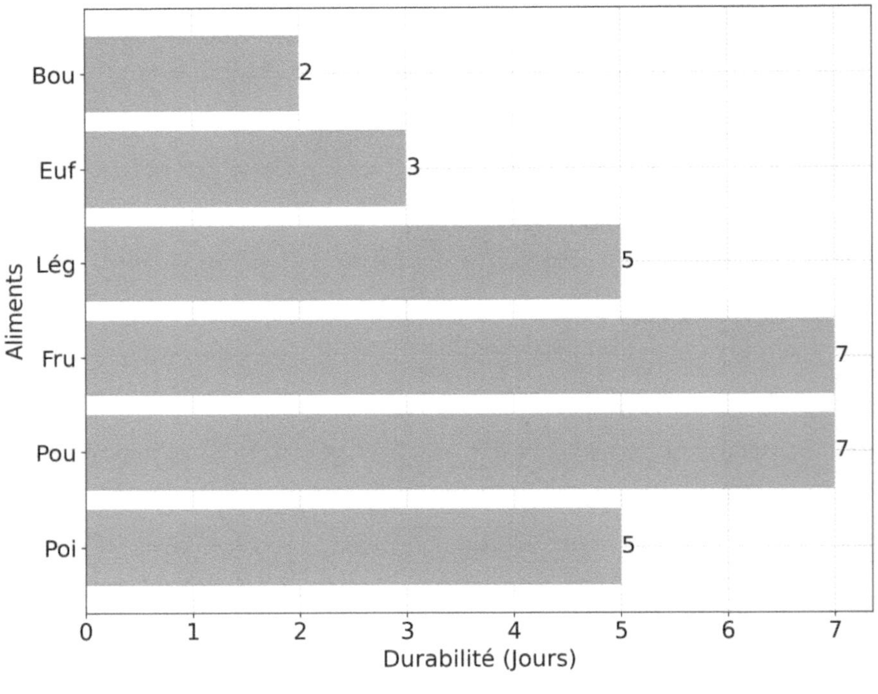

Bou: Bouillon

Euf: Œufs durs

Fru: Fruits

Lég: Légumes

Poi: Poisson cuit

Pou: Poulet cuit

La volaille et le poisson cuits ont la durée de conservation la plus courte, tandis que le bouillon fait maison et les œufs durs peuvent être conservés plus longtemps au réfrigérateur. Les légumes et les fruits offrent une bonne durée de conservation, ce qui facilite la planification des repas.

Adapter la taille des portions

L'adaptation des tailles de portions joue un rôle crucial dans la gestion des maladies inflammatoires chroniques de l'intestin. Pour répondre aux besoins énergétiques individuels tout en allégeant la digestion, il est conseillé de diviser les repas quotidiens en trois à cinq petites portions [s93]. Cette stratégie peut aider à minimiser les inconforts gastro-intestinaux et à optimiser l'absorption des nutriments. Une telle répartition peut par exemple se présenter comme suit : petit-déjeuner, collation le matin, déjeuner, collation l'après-midi et dîner. Au lieu de consommer trois grands repas, potentiellement difficiles à digérer, on répartit la quantité de nourriture sur plusieurs petites portions tout au long de la journée. Cela peut alléger les organes digestifs et fournir de l'énergie de manière plus uniforme. Pour chacun de ces petits repas, il est important de veiller à une composition équilibrée. Les légumes, les fruits et les produits céréaliers complets doivent être combinés pour limiter naturellement la taille des portions tout en garantissant une large gamme de nutriments [s93]. Ainsi, une portion de pain complet combinée à une portion de fruits et de légumes fournit des fibres, des vitamines et des minéraux essentiels, sans surcharger le tractus digestif. Le contrôle conscient de la taille des portions – que ce soit à la maison ou au restaurant – permet une meilleure adaptation de l'apport alimentaire aux besoins individuels et à l'évolution de la maladie. L'incertitude concernant les tailles de portions

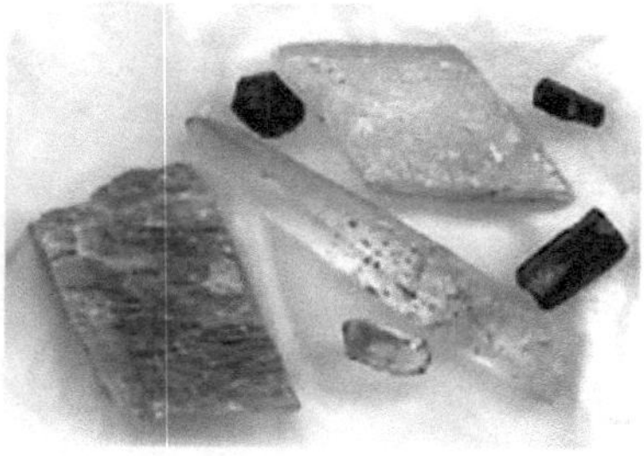

Minéraux [i56]

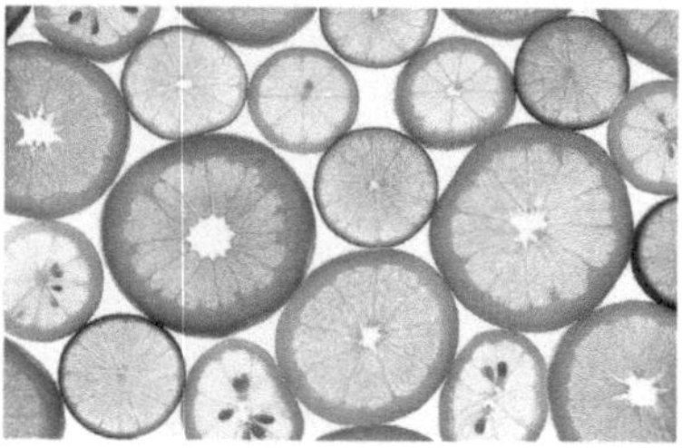

Fruits [i57]

au restaurant peut compliquer le choix des repas et entraîner du stress [s94]. Par conséquent, apporter ses propres aliments peut être une alternative judicieuse pour garder le contrôle sur la quantité et la composition du repas [s94].

Bon à savoir

Gastro-intestinal
Se réfère à l'estomac et à l'intestin. Dans les maladies inflammatoires chroniques de l'intestin, ces organes sont particulièrement sensibles, d'où l'importance d'une alimentation adaptée.

Tractus digestif
Le chemin complet de la nourriture à travers le corps, de l'ingestion à l'élimination. Dans les MICI, le tractus digestif est souvent enflammé, ce qui peut entraîner divers inconforts.

Répartition idéale des portions de repas pour les MICI

Tailles de portions recommandées pour la gestion des MICI.

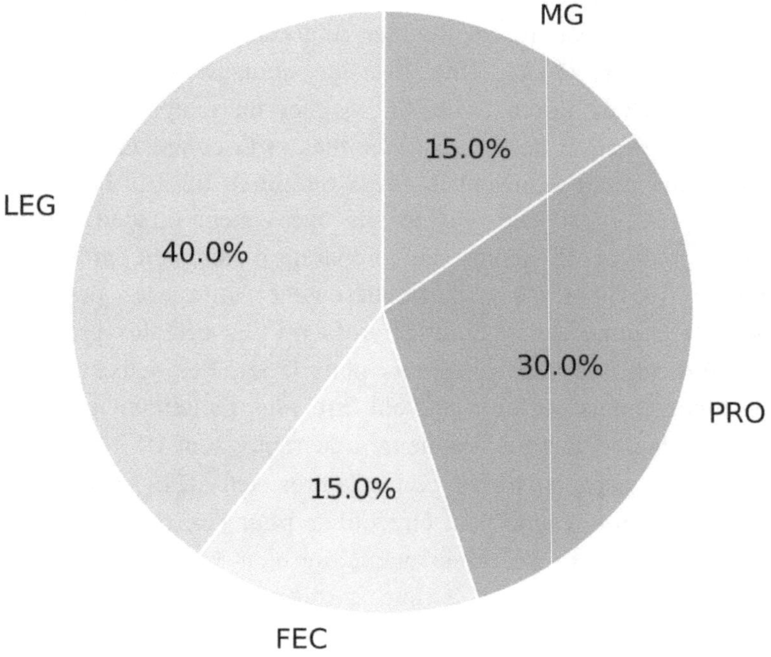

FEC: Féculents

LEG: Légumes non féculents

MG: Matières grasses saines

PRO: Protéines maigres

Ce graphique illustre les tailles de portions suggérées pour un régime alimentaire équilibré adapté aux personnes atteintes de maladies inflammatoires chroniques de l'intestin (MICI). Une plus grande portion de légumes non féculents souligne leur importance pour fournir des nutriments essentiels tout en minimisant le stress digestif. Les protéines maigres contribuent au maintien de la masse musculaire et à la réparation, tandis que les plus petites portions d'aliments féculents et de graisses saines aident à gérer l'apport énergétique et les déclencheurs d'inflammation potentiels. Cette répartition favorise la santé intestinale et le bien-être général des personnes atteintes de MICI.

Optimiser la gestion du temps

Une gestion efficace du temps soutient la mise en œuvre d'un plan nutritionnel en ced. Une planification réfléchie de la préparation des repas réduit l'effort quotidien. Un plan hebdomadaire peut aider à coordonner les courses et les temps de cuisson [#5A]. Une liste de courses basée sur le menu prévient les achats impulsifs et fait gagner du temps au supermarché [#5C]. La préparation de grandes quantités et la congélation de portions pour plusieurs jours réduisent le stress quotidien lié à la cuisine [#5D]. L'utilisation d'appareils de cuisine tels que vapeur ou cuit-vapeur peut également réduire le temps de préparation tout en préservant les nutriments [#5I]. Il est particulièrement utile de préparer des composants comme des légumes coupés ou des céréales précuites, qui peuvent être utilisés dans différents plats [#5J]. Les activités de loisirs ou les engagements sociaux peuvent être plus facilement intégrés dans la vie quotidienne lorsque les heures de repas sont déjà fixées [#5Q]. Cela crée des espaces libres pour d'autres activités, sans négliger la nutrition. Le temps gagné peut être utilisé pour l'exercice, la détente ou les contacts sociaux, qui contribuent au bien-être général [#5V]. La réduction du stress grâce à une gestion efficace du temps peut également avoir un impact positif sur l'évolution de la maladie [#5W]. La planification des repas doit être flexible pour tenir compte des changements dans la routine quotidienne ou des besoins individuels [#5Y]. Par exemple, si l'on est invité à la dernière minute, on peut emporter un repas préparé ou décaler l'heure du repas.

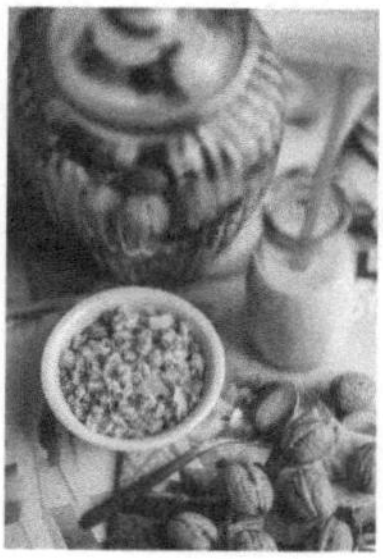

Repas [i58]

Temps de préparation des repas vs. complexité pour la gestion des MICI

Relation entre le temps de préparation des repas et la complexité pour les régimes adaptés aux MICI.

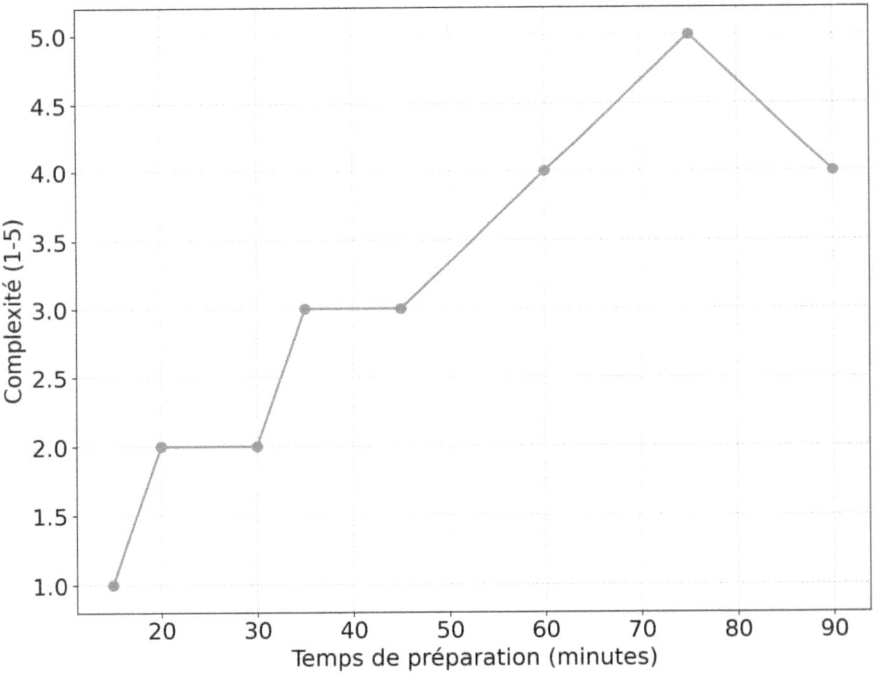

Ce graphique montre que les repas plus simples nécessitent généralement moins de temps de préparation. Bien que certains repas complexes puissent être préparés efficacement, investir plus de temps permet généralement des repas plus élaborés et potentiellement plus riches en nutriments, adaptés à la gestion des MICI. Trouver un équilibre entre le temps investi et la complexité est essentiel pour une alimentation saine et durable.

Conseils concrets

- Créez un « kit de repas » : préparez différents composants comme des céréales cuites, des légumes blanchis et des sources de protéines que vous pouvez combiner de manière flexible pour des repas variés.
- Profitez du « dimanche de préparation des repas » : réservez un jour fixe dans la semaine pour cuisiner de plus grandes quantités et les congeler ou les conserver au réfrigérateur par portions.
- Transformez les restes en nouveaux plats : intégrez les légumes restés du dîner dans une omelette pour le petit-déjeuner ou utilisez de la viande cuite dans une salade.
- Échangez avec des amis ou de la famille sur la préparation des repas et cuisinez ensemble pour gagner du temps et vous motiver mutuellement.
- Organisez votre réfrigérateur et vos placards selon le principe de la préparation des repas : placez les composants préparés de manière visible et à portée de main.
- Procurez-vous des contenants adaptés pour conserver vos repas préparés : veillez à la bonne taille et au bon matériau pour garantir la durabilité et le goût.
- Établissez une « liste rapide et facile » avec des recettes que vous pouvez préparer en moins de 30 minutes, pour les jours où vous manquez de temps.
- Affichez votre plan hebdomadaire de manière visible dans la cuisine pour vous rappeler votre planification des repas et garder une vue d'ensemble.

5. 2 Restauration hors domicile

La restauration hors domicile en cas de maladies inflammatoires chroniques de l'intestin (MICI) pose des défis particuliers. Que ce soit au restaurant, sur le lieu de travail ou en voyage : la spontanéité est souvent remplacée par la nécessité d'une planification minutieuse. Le choix des aliments appropriés et la prise en compte des besoins individuels sont essentiels pour éviter les désagréments et profiter pleinement de la vie sociale. Ce guide vous propose des stratégies pratiques pour une gestion quotidienne réussie malgré les MICI. Découvrez comment planifier et mettre en œuvre votre alimentation hors de chez vous de manière optimale.

Le contrôle des ingrédients et de la préparation des plats réduit les incertitudes et prévient les plaintes.

Planifier les visites au restaurant

Les visites au restaurant avec une maladie inflammatoire chronique de l'intestin (ced) nécessitent une planification pour profiter de la soirée sans souci. Il est essentiel d'identifier à l'avance des restaurants appropriés. Une recherche en ligne des menus ou un appel au restaurant peuvent clarifier si des plats sont proposés qui répondent aux besoins individuels [s95]. Cela permet de s'assurer que des options sans gluten ou d'autres exigences alimentaires spécifiques peuvent être prises en compte. Cette préparation réduit l'incertitude sur place et aide à éviter des poussées potentielles de maladie dues à des aliments non tolérés [s96]. Un autre aspect important est la prise en compte de la disponibilité des toilettes. Avant de quitter la maison, il convient de se rendre aux toilettes [s97]. De plus, il peut être utile de localiser des toilettes publiques à proximité du restaurant. En cas de poussée, on est préparé et se sent plus en sécurité. Pour être prêt à toutes les éventualités, il est conseillé d'emporter un sac avec des articles de nettoyage et des vêtements de rechange [s97]. Des sous-vêtements jetables et des déodorants fécaux peuvent également offrir plus de confort et de discrétion [s97]. La planification de la visite au restaurant permet de profiter des interactions sociales sans avoir à se soucier des restrictions alimentaires. Par exemple, il peut être judicieux de conduire soi-même au restaurant pour pouvoir réagir rapidement en cas d'urgence [s96].

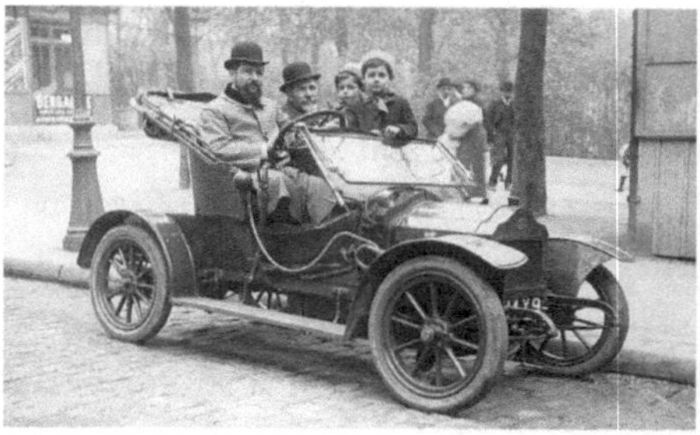

Voiture [i59]

Adéquation des restaurants pour les MICI

Adéquation des types de restaurants pour les patients atteints de MICI.

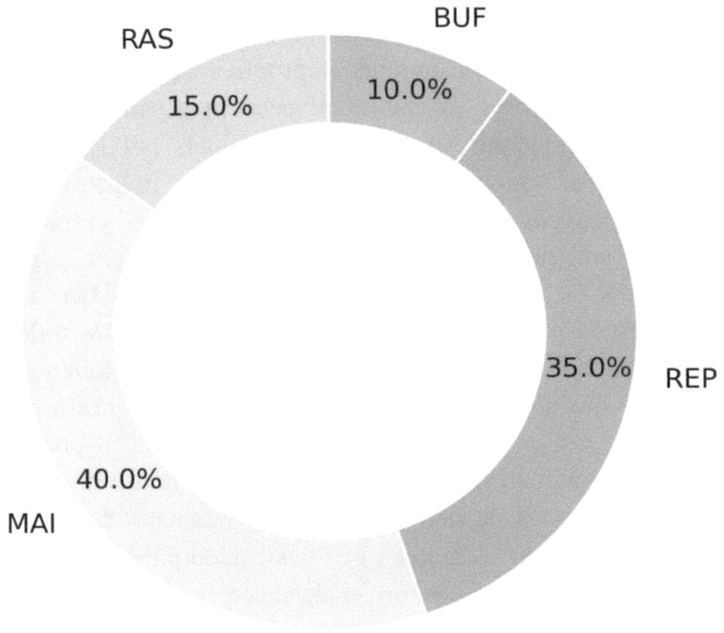

BUF: Buffets

RAS: Restaurants de restauration rapide

MAI: Repas préparés à la maison

REP: Restaurants traditionnels

Les restaurants de restauration rapide sont généralement moins adaptés en raison de leur teneur élevée en matières grasses et en aliments transformés, ce qui peut déclencher des symptômes de MICI. Les restaurants traditionnels offrent plus de contrôle sur les ingrédients et les méthodes de préparation, ce qui en fait une meilleure option potentielle. Les repas préparés à la maison offrent le plus de contrôle et sont généralement le choix le plus sûr pour la gestion des MICI, bien que moins pratiques lorsqu'on mange à l'extérieur. Les buffets, bien qu'offrant une variété, présentent un risque plus élevé en raison d'une contamination croisée potentielle et de la difficulté à évaluer la fraîcheur des ingrédients.

Déjeuner sur le lieu de travail

Le déjeuner sur le lieu de travail pose des défis spécifiques aux personnes atteintes d'une chronischentzuendlichen_darmerkrankung (CED). Une planification anticipée des repas contribue de manière significative au bien-être et minimise les désagréments potentiels. Apporter des plats préparés soi-même offre le plus grand contrôle sur les ingrédients et les méthodes de préparation. Cela permet d'éviter délibérément les aliments problématiques et d'assurer la tolérance du repas. Une boîte à lunch avec différents composants – comme du poulet cuit, du riz et des légumes cuits à la vapeur – permet une alimentation équilibrée et digeste. Ceux qui optent pour des produits prêts à l'emploi doivent examiner attentivement la liste des ingrédients et éviter les produits contenant des ingrédients non tolérés. En particulier, les additifs, les conservateurs et les aliments fortement transformés peuvent provoquer des désagréments. Dans le cadre du bureau, il est également important de vérifier la disponibilité d'un micro-ondes ou d'un réfrigérateur approprié. Cela permet de garder le repas apporté frais et de le réchauffer si nécessaire. Une autre option consiste à choisir un restaurant ou un service de livraison à proximité. Dans ce cas, il est conseillé de rechercher à l'avance des plats appropriés sur le menu. Un appel au restaurant peut apporter des précisions supplémentaires sur les ingrédients et les méthodes de préparation. Cela permet de prendre en compte les intolérances, telles que le gluten ou le lactose. Lors du choix des aliments, il convient de privilégier des plats faciles à digérer. Les aliments gras, fortement épicés ou flatulents peuvent aggraver les symptômes. La taille des portions joue également un rôle : des repas plus petits, répartis tout au long de la journée, peuvent souvent être mieux tolérés qu'un grand repas lourd. Quelle que soit le choix du déjeuner, il est conseillé de boire suffisamment de liquides. L'eau ou le thé non sucré favorisent la digestion et préviennent la déshydratation. De plus, des yaourts ou boissons probiotiques – selon la tolérance individuelle – peuvent avoir un effet positif sur la flore intestinale. L'organisation du déjeuner sur le lieu de travail nécessite certes un certain niveau de planification, mais elle permet aux personnes concernées de gérer activement leur alimentation et ainsi de minimiser les désagréments. Une pause déjeuner bien préparée contribue à une journée de travail détendue et productive.

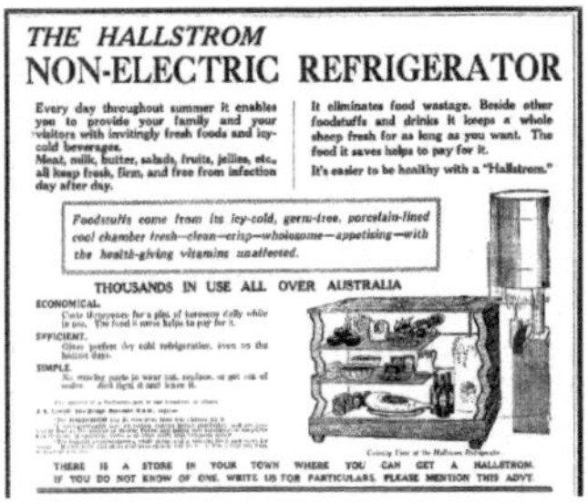

Réfrigérateur [i60]

Options de déjeuner et adéquation pour les MICI

Comparaison des options de déjeuner pour les personnes atteintes de MICI en fonction du contrôle, de la commodité et des aliments potentiellement déclencheurs.

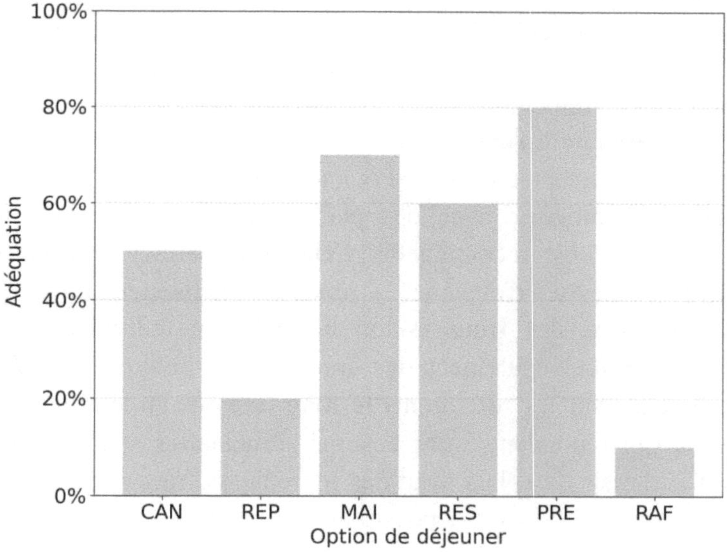

CAN: Cantine

MAI: Repas préparé à la maison

PRE: Repas préemballé

RAF: Restauration rapide

REP: Restes

RES: Restaurant

Les repas préemballés offrent le plus haut degré de contrôle, ce qui en fait une bonne option pour gérer les symptômes des MICI. Les repas au restaurant présentent le plus grand risque en raison d'ingrédients cachés potentiels et de contamination croisée. Bien que les repas préparés à la maison offrent un bon contrôle, ils peuvent ne pas toujours être pratiques. Apporter des restes offre un équilibre entre contrôle et commodité. L'option cantine représente un contrôle et une commodité modérés, tandis que la restauration rapide présente généralement plus de défis pour la gestion des MICI.

Repas de voyage

La restauration lors des voyages avec ced nécessite une planification et une préparation minutieuses pour profiter des vacances en toute sérénité. L'incertitude quant à la disponibilité d'aliments appropriés et de conditions hygiéniques peut particulièrement engendrer du stress [s98]. C'est pourquoi il est conseillé d'emporter des aliments probiotiques, qui ont prouvé leur efficacité à promouvoir la santé intestinale et à prévenir d'éventuels désagréments [s98]. Pour les voyages en avion, informez la compagnie aérienne à l'avance de vos souhaits diététiques afin d'obtenir une restauration adaptée à bord. Pour les longs trajets en voiture ou en train, un sac isotherme avec des plats et des boissons faits maison, faciles à digérer, est recommandé. Cela vous permet de contrôler les ingrédients et d'éviter d'éventuelles unvertraeglichkeiten. Des collations comme des noix, des fruits (selon la tolérance individuelle) ou des galettes de riz sont également des compagnons pratiques. Renseignez-vous à l'avance sur les restaurants le long de votre itinéraire ou à votre destination qui répondent à des besoins alimentaires spécifiques. Faites attention à choisir des plats avec des ingrédients frais et évitez les plats fortement épicés ou gras qui pourraient aggraver les symptômes. Notez que des aliments inconnus dans des pays étrangers peuvent entraîner des réactions inattendues [s99]. Restez donc d'abord sur des aliments familiers et élargissez lentement votre choix. Si vous avez des doutes sur l'hygiène, privilégiez les aliments emballés ou choisissez des restaurants avec une cuisine visible. Les charges financières liées aux repas au restaurant peuvent être réduites par l'autosuffisance, par exemple en réservant un appartement de vacances avec cuisine [s98] [s99]. Ainsi, vous pouvez préparer vos repas habituels et économiser de l'argent. Communiquez ouvertement vos besoins à vos compagnons de voyage pour obtenir compréhension et soutien [s99]. Si, malgré toute votre planification, vous ressentez des désagréments, n'hésitez pas à demander de l'aide médicale. Une restauration bien planifiée contribue de manière significative à profiter des vacances sans souci malgré le CED.

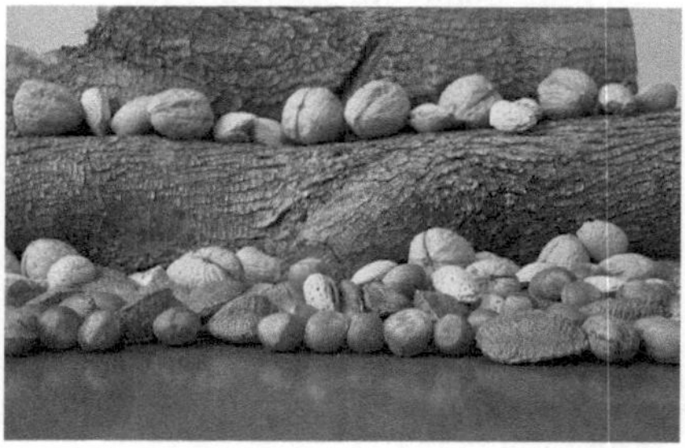

Noix [i61]

Adéquation des aliments pour les voyages avec MICI

Adéquation, durée de conservation et portabilité des aliments de voyage pour les personnes atteintes de MICI.

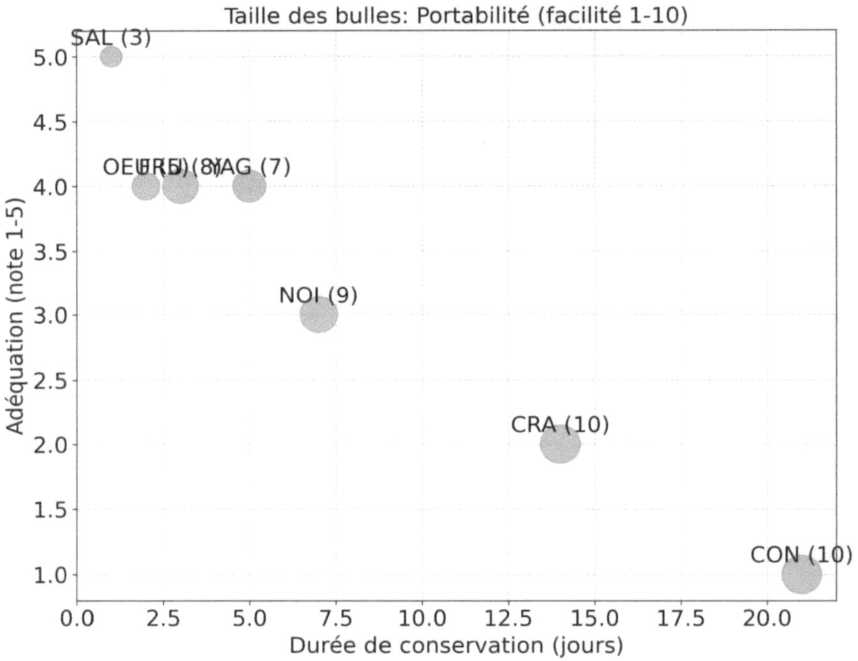

Blasengröße: Portabilité (Facilité (1-10))

CON: Repas en conserve/préemballés	CRA: Craquelins
FRU: Fruits frais (préparés)	NOI: Noix/Graines
OEU: Oeufs durs	SAL: Salade
YAG: Yaourt (stable en rayon)	

Les aliments ayant une plus longue durée de conservation ont tendance à être plus portables, mais pas nécessairement plus adaptés. Les aliments hautement adaptés nécessitent souvent une planification et une préparation plus soignées pour maintenir leur fraîcheur et leur sécurité. Cela souligne le compromis entre la commodité et les besoins alimentaires lors des voyages avec MICI.

Conseils concrets

- Emportez une petite glacière avec des collations et des boissons compatibles pour éviter les décisions alimentaires spontanées.
- Fixez des rendez-vous au restaurant avec des amis pour avoir suffisamment de temps pour choisir un établissement approprié.
- Demandez au serveur de préparer votre plat sans certains ingrédients et renseignez-vous sur l'origine des aliments.
- Organisez des pique-niques avec des amis et la famille, où chacun apporte un plat compatible.
- Participez à des festivals gastronomiques qui répondent à des besoins alimentaires spécifiques et essayez de nouveaux aliments compatibles.
- Soyez créatif : développez vos propres variations de plats compatibles et partagez vos recettes avec d'autres personnes concernées.
- Constituez un stock d'aliments compatibles pour être préparé à des situations imprévues ou à des invitations spontanées.
- Intégrez progressivement de nouvelles habitudes alimentaires dans votre quotidien pour ne pas surcharger votre routine et obtenir des succès à long terme.
- Appréciez la nourriture et concentrez-vous sur l'aspect positif de l'alimentation, plutôt que de vous focaliser sur les restrictions.

5. 3 Aspects sociaux

Les contacts sociaux et les repas partagés sont importants, mais ils posent souvent des défis aux personnes atteintes de MICI. Des horaires de repas irréguliers, des aliments inhabituels et la peur des désagréments peuvent ternir le plaisir des fêtes et des moments de convivialité. La manière de gérer ces situations influence considérablement le bien-être. Ce chapitre vous propose des approches pratiques pour profiter des activités sociales sans souci malgré les MICI et redécouvrir le repas partagé comme une expérience positive.

Une communication ouverte sur la maladie et les besoins qui y sont associés dans l'environnement social permet de profiter des aspects positifs des repas partagés et des contacts sociaux malgré les MICI, tout en tenant compte des besoins individuels.

Fêtes et célébrations

Les fêtes et célébrations représentent souvent une situation particulière pour les personnes atteintes de maladies inflammatoires chroniques de l'intestin (MICI). Les habitudes alimentaires qui y sont associées et le rythme de vie souvent irrégulier peuvent déclencher des poussées ou aggraver les symptômes [s100]. Il est donc important de bien se préparer et de planifier afin de pouvoir profiter de ces événements. Un dialogue ouvert sur la maladie dans le cercle d'amis et de famille peut être utile. Cela peut créer compréhension et soutien, ce qui a un impact positif sur le propre bien-être. La communication sur les besoins individuels permet aux autres de faire preuve de considération et, si nécessaire, d'offrir leur aide. Cela peut concerner, par exemple, la préparation de plats adaptés ou la disponibilité d'un espace de retrait calme. Il est conseillé de se renseigner à l'avance sur les plats et, si besoin, de proposer des alternatives ou d'apporter soi-même des mets. Des plats légers et digestes sont souvent un bon choix, comme des légumes cuits à la vapeur, du riz ou du poisson grillé. Il convient également d'éviter une consommation excessive d'alcool et de caféine, car ces boissons peuvent influencer l'activité intestinale. En particulier lors de grandes célébrations, il peut être judicieux de s'accorder régulièrement de courtes pauses pour se détendre et ne pas surcharger le corps [s100]. L'expérience montre qu'une bonne préparation et communication peuvent contribuer à profiter des fêtes et célébrations sans souci, même avec une MICI. Cela permet de maintenir des contacts sociaux et de vivre des émotions positives, qui peuvent également avoir un effet bénéfique sur l'évolution de la maladie. La pandémie a clairement montré à quel point l'interaction sociale est importante pour le bien-être, en particulier pour les personnes atteintes de maladies chroniques [s100]. Il est donc essentiel de saisir l'occasion de participer à des célébrations et d'échanger avec amis et famille.

Bon à savoir

Bien-être

Le bien-être peut être positivement influencé par le soutien d'amis et de la famille, ce qui est particulièrement important en cas de maladies inflammatoires chroniques de l'intestin. Un environnement social stable peut aider à mieux faire face aux défis de la maladie et à améliorer la qualité de vie.

Communication

Une communication ouverte sur la maladie avec l'entourage social peut conduire à une meilleure compréhension et à un soutien accru. Cela peut aider les personnes concernées à surmonter leurs peurs et leurs incertitudes et à se sentir plus à l'aise dans des situations sociales. Une communication claire sur ses propres besoins permet aux autres de réagir de manière appropriée et d'offrir leur soutien.

Émotions

Les émotions positives, qui naissent des contacts sociaux et de la participation à des événements, peuvent avoir un effet bénéfique sur l'évolution des maladies inflammatoires chroniques de l'intestin. Elles renforcent le système immunitaire et favorisent la santé mentale, ce qui facilite la gestion de la maladie.

Choix alimentaires tolérables lors de célébrations avec MII

Options alimentaires courantes convenant aux personnes atteintes de MII lors de célébrations.

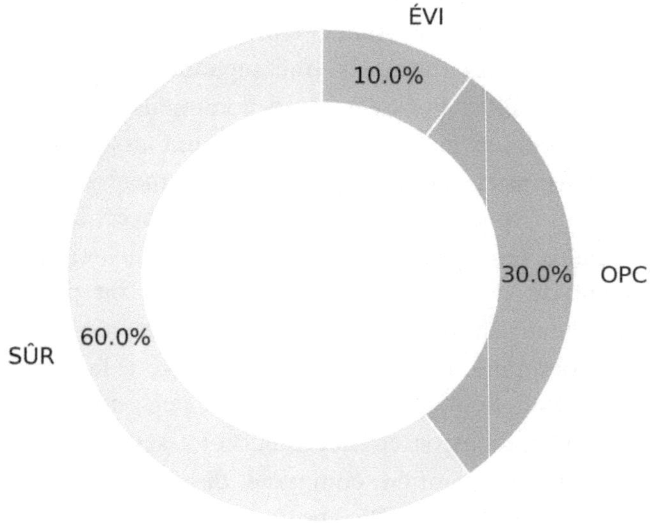

- ÉVI: À éviter (Aliments frits, plats épicés, sauces crémeuses, crudités)
- OPC: Options à risque (Salades avec sauces simples, pommes de terre au four, fruits sans peau)
- SÛR: Options sûres (Viandes grillées, riz nature, légumes vapeur)

Les données montrent que les « options sûres » constituent une part importante des choix alimentaires appropriés. Cela souligne l'importance de la planification et de la sélection d'aliments appropriés lors des célébrations afin de gérer les symptômes de la MII. Bien que certaines « options à risque » puissent être consommées avec modération ou après modification, il est essentiel de tenir compte de la taille des portions et des tolérances individuelles. Les options « à éviter » représentent des aliments qui sont généralement problématiques pour les personnes atteintes de MII et qui devraient être largement évités afin de minimiser le risque de poussées.

Alimentation en communauté

Manger ensemble, que ce soit en famille ou entre amis, est un élément important de l'interaction sociale. Pour les personnes atteintes de CED, l'alimentation en société peut cependant être source d'incertitudes. Les préoccupations vont de la peur des aliments incompatibles à des inquiétudes concernant d'éventuelles poussées. Une communication ouverte sur la maladie et les besoins alimentaires qui y sont associés peut aider à créer compréhension et soutien dans l'environnement social. Au lieu de cacher la maladie, une conversation proactive avec la famille et les amis peut rendre les repas partagés plus détendus et agréables. Par exemple, avant de se rendre dans un restaurant, on pourrait discuter ensemble du menu ou proposer des recettes adaptées aux CED lors d'une cuisine commune. Cette participation active à la planification des repas renforce non seulement le bien-être personnel, mais favorise également la compréhension et l'acceptation au sein du cercle d'amis et de la famille. La préparation commune des plats offre en outre la possibilité de garder le contrôle sur les ingrédients et la préparation, permettant ainsi de prendre en compte au mieux les besoins individuels. Des études montrent qu'une implication active dans l'alimentation et le choix conscient des aliments sont positivement corrélés à l'état émotionnel. Cela souligne l'importance de considérer l'alimentation non seulement comme un apport nécessaire en nutriments, mais aussi comme une composante intégrale de l'interaction sociale et du bien-être personnel. Une approche attentive aux besoins propres et leur intégration dans le contexte social peuvent contribuer à ce que les repas partagés soient à nouveau perçus comme une expérience positive et enrichissante. Il ne s'agit pas de renoncer à la communauté, mais plutôt de développer des stratégies pour harmoniser les besoins personnels avec les aspects sociaux de l'alimentation. Cela permet de tirer parti des effets positifs de l'interaction sociale tout en maîtrisant les défis d'une CED au quotidien. Ainsi, les repas partagés peuvent redevenir une expérience légère et agréable, améliorant durablement la qualité de vie.

Acceptation sociale des différents régimes

Niveaux d'acceptation dans les milieux sociaux

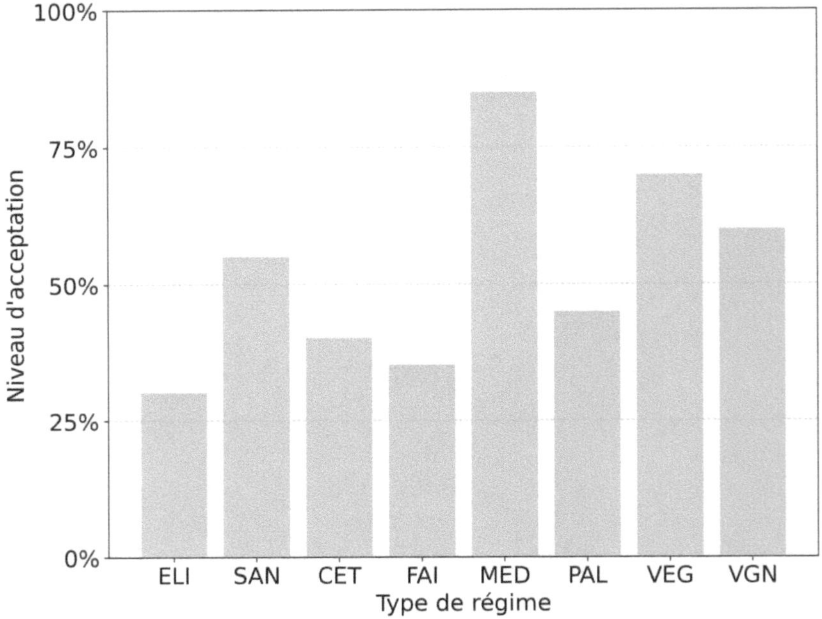

CET: Cétogène

FAI: Faible en FODMAP

PAL: Paléo

VEG: Végétarien

ELI: Élimination

MED: Méditerranéen

SAN: Sans gluten

VGN: Végan

Ce graphique met en évidence les différents niveaux d'acceptation sociale de différentes approches alimentaires. Les régimes très restrictifs, comme le régime d'élimination, ont tendance à être moins acceptés que les approches plus flexibles comme le régime méditerranéen. Cela suggère l'importance de tenir compte des implications sociales lors de l'adoption d'un nouveau régime, en particulier pour les personnes qui gèrent des conditions comme les MICI où des changements alimentaires sont souvent nécessaires. Une meilleure compréhension et une plus grande sensibilisation aux divers besoins alimentaires peuvent contribuer à des environnements sociaux plus inclusifs.

Conseils concrets

- Organisez des soirées de cuisine avec des amis et expérimentez de nouvelles recettes compatibles pour tous.
- Participez ensemble à des cours de cuisine qui répondent à des besoins alimentaires spécifiques et élargissez ainsi votre horizon culinaire.
- Créez un groupe de cuisine avec d'autres personnes concernées et échangez des recettes, des expériences et des conseils pour le quotidien.
- Organisez des soirées à thème où chaque plat est adapté à vos besoins individuels et invitez des amis.
- Développez avec des amis de nouveaux rituels autour de la nourriture qui vont au-delà de la simple prise de repas, comme mettre la table ensemble ou préparer un dessert.
- Visitez des marchés fermiers ou des magasins de producteurs et découvrez des produits régionaux et saisonniers que vous tolérez bien.
- Faites vos courses avec des amis dans des magasins spécialisés dans les intolérances alimentaires et laissez-vous inspirer.
- Élaborez avec des amis et la famille un système personnel d'évaluation des restaurants pour des établissements adaptés aux CED.
- Organisez des pique-niques dans des lieux avec des toilettes à proximité, afin de pouvoir vous retirer en cas de besoin.
- Parlez ouvertement de vos besoins dans les restaurants et n'hésitez pas à demander des alternatives.
- Établissez des horaires de repas réguliers avec des amis ou la famille pour apporter de la régularité dans votre quotidien.

Révision - 5. Organisation pratique au quotidien

Une maladie inflammatoire chronique de l'intestin (MICI) influence de nombreux aspects de la vie, en particulier l'alimentation. L'organisation pratique du quotidien joue un rôle décisif pour votre bien-être et la gestion réussie de la maladie. Il s'agit de développer des stratégies qui vous aident à répondre à vos besoins nutritionnels individuels au quotidien, sans avoir à renoncer au plaisir et à la participation sociale. Cela nécessite une réflexion consciente sur votre maladie et une approche proactive de votre environnement de vie.

Un aspect central est l'organisation de votre stock alimentaire et la planification de vos repas. Orientez-vous vers des aliments frais et facilement digestibles, qui tiennent compte de votre état de santé actuel et de vos préférences personnelles. Constituez un stock qui vous assure un apport nutritionnel suffisant tant en phases de poussée qu'en périodes de rémission. Expérimentez avec des aliments anti-inflammatoires et veillez à maintenir un bon équilibre en fibres. Préparez des repas à l'avance et congelez des portions pour gagner du temps et réduire le stress lié à la cuisine. Des appareils de cuisine tels que des cuiseurs à vapeur ou des mijoteuses peuvent également faciliter la préparation et préserver les nutriments.

Vous pouvez également gérer activement votre alimentation en dehors de chez vous. Renseignez-vous sur le menu avant de vous rendre au restaurant et discutez de vos besoins avec le personnel si nécessaire. Cela permet de minimiser l'incertitude et le risque de consommer des aliments incompatibles. Pensez également à la disponibilité des toilettes et emportez un sac d'urgence au cas où. Au travail, il est judicieux d'apporter des repas préparés par vos soins. Alternativement, vous pouvez utiliser des restaurants ou des services de livraison à proximité qui répondent à vos besoins nutritionnels. Là encore, privilégiez des plats facilement digestibles et des portions appropriées.

Lors des fêtes et des repas en famille ou entre amis, une MICI peut représenter un défi. N'hésitez pas à aborder ouvertement votre maladie et vos besoins. Une conversation honnête favorise la compréhension et permet à votre entourage de vous soutenir. Participez activement à la planification des repas et apportez éventuellement vos propres plats. Accordez-vous des pauses et écoutez votre corps. Ainsi, vous pourrez entretenir des contacts sociaux et vivre des émotions positives sans mettre votre santé en danger.

L'organisation pratique du quotidien avec une MICI nécessite certes un certain niveau de planification et d'organisation, mais elle vous offre également la possibilité de façonner votre alimentation de manière consciente et autonome. Considérez cela comme une opportunité d'améliorer activement votre qualité de vie et d'accroître votre bien-être. Avec la bonne stratégie et une attitude positive, vous pouvez surmonter les défis d'une MICI et profiter d'une vie épanouie.

Offres supplémentaires gratuites prévues

Nous sommes heureux de pouvoir vous proposer prochainement des matériels supplémentaires gratuits pour ce livre :

- Un chapitre bonus exclusif avec du contenu supplémentaire
- Un résumé compact du livre entier au format PDF
- Une version dramatique audio (En Projet)

La publication de ces matériels est prévue pour 2025.
N'hésitez pas à visiter notre site web dès aujourd'hui. Dès que notre service de newsletter sera lancé (prévu pour 2025), vous pourrez vous y inscrire pour recevoir des mises à jour et ne manquer aucune nouvelle concernant les offres supplémentaires gratuites.

www.SaageBooks.com/fr/
alimentation_pour_les_maladies_inflammatoires_chroniques_de_li
ntestin-bonus-TPAOJY

Chers lecteurs,

Nous sommes profondément honorés que vous ayez pris le temps de lire notre livre du début à la fin. Notre plus grand souhait est de vous apporter des perspectives précieuses et des conseils pratiques. Votre confiance en notre travail compte beaucoup pour nous. Nous espérons que cette lecture a été enrichissante pour vous. Si vous avez des questions ou des suggestions, n'hésitez pas à nous contacter via notre site web.

Si vous avez apprécié ce livre, nous serions très reconnaissants d'avoir une critique honnête. Vous pouvez facilement laisser votre évaluation honnête sur la plateforme de vente où vous avez acheté le livre.
Merci pour votre soutien !

Bendis Saage

Saage Media GmbH - Équipe

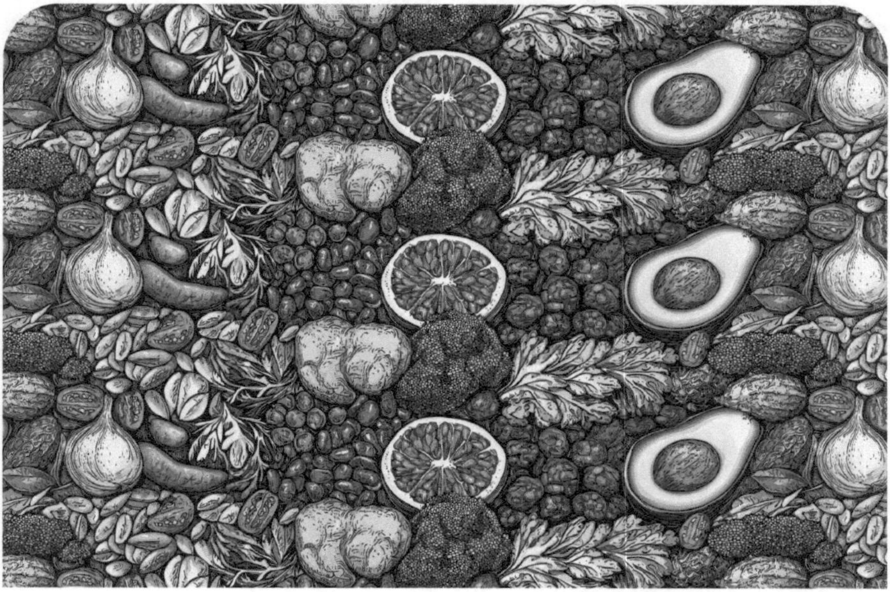

www.SaageBooks.com/fr

Découvrez plus ! Notre site web d'édition vous propose une sélection variée de livres supplémentaires. En plus des contenus gratuits et des bonus exclusifs, vous y trouverez des informations détaillées sur nos œuvres. Parcourez notre vaste offre numérique et laissez-vous inspirer par des expériences de lecture supplémentaires.

www.SaageBooks.com/fr

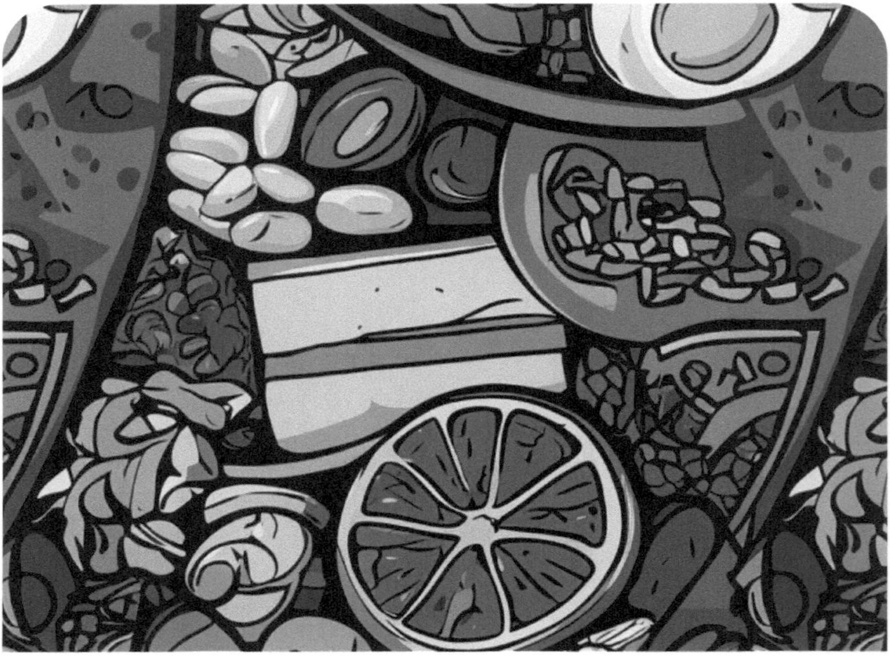

Sources

Nos sincères remerciements vont à tous les auteurs des sources scientifiques et non scientifiques citées, aux opérateurs des sites web référencés et aux créateurs des images, graphiques et études utilisés, dont le précieux travail a contribué à la création de ce livre.
Pour plus d'informations, nous vous recommandons de visiter les sites web sources.
Si vous découvrez des erreurs de correspondance ou d'autres incohérences, veuillez nous contacter.

Toutes les sources ont été consultées pour la dernière fois le: 2025-02-19

[s1] - https://pmc.ncbi.nlm.nih.gov/articles/PMC8096188/

Auteur:	Sonali Palchaudhuri, Lindsey Albenberg, James D Lewis	**Titre:**	Diet Recommendations for Hospitalized Patients With Inflammatory Bowel Disease: Better Options Than Nil Per Os
DOI:	10.1093/crocol/otaa059	**Date:**	2020 Jul 17
Site web:	PubMed Central (PMC)	**Éditeur:**	Crohn's & Colitis 360

[s2] - https://pmc.ncbi.nlm.nih.gov/articles/PMC8151495/

Auteur:	Giacomo Caio, Lisa Lungaro, Fabio Caputo, Eleonora Zoli, Fiorella Giancola, Giuseppe Chiarioni, Roberto De Giorgio, Giorgio Zoli	**Titre:**	Nutritional Treatment in Crohn's Disease
par:	University of Ferrara	**DOI:**	10.3390/nu13051628
Date:	2021 May 12	**Site web:**	PubMed Central (PMC)
Éditeur:	Nutrients		

[s3] - https://pmc.ncbi.nlm.nih.gov/articles/PMC9231317/

Auteur:	Marcelina Radziszewska, Joanna Smarkusz-Zarzecka, Lucyna Ostrowska, Damian Pogodziński	**Titre:**	Nutrition and Supplementation in Ulcerative Colitis
par:	Medical University of Bialystok	**DOI:**	10.3390/nu14122469
Date:	2022 Jun 14	**Site web:**	PubMed Central (PMC)
Éditeur:	Nutrients		

[s4] - https://www.ncbi.nlm.nih.gov/books/NBK553106/

Auteur:	Tyesha Zuvarox, Chris Belletieri	**Titre:**	Malabsorption Syndromes
par:	StatPearls Publishing	**Date:**	2023/07/24
Site web:	NCBI Bookshelf	**Éditeur:**	StatPearls Publishing

[s5] - https://pmc.ncbi.nlm.nih.gov/articles/PMC4702263/

Auteur:	Michael J Rosen, Ashish Dhawan, Shehzad A Saeed	**Titre:**	Inflammatory Bowel Disease in Children and Adolescents
par:	Cincinnati Children's Hospital Medical Center	**DOI:**	10.1001/jamapediatrics.2015.1982
Date:	2015 Nov	**Site web:**	PubMed Central (PMC)
Éditeur:	JAMA pediatrics		

[s6] - https://pmc.ncbi.nlm.nih.gov/articles/PMC1774131/

Auteur:	C Gasche, M C E Lomer, I Cavill, G Weiss	**Titre:**	Iron, anaemia, and inflammatory bowel diseases
DOI:	10.1136/gut.2003.035758	**Date:**	2004 Aug
Site web:	PubMed Central (PMC)	**Éditeur:**	Gut

[s7] - https://pmc.ncbi.nlm.nih.gov/articles/PMC7071234/

Auteur:	Paola Balestrieri, Mentore Ribolsi, Michele Pier Luca Guarino, Sara Emerenziani, Annamaria Altomare, Michele Cicala	**Titre:**	Nutritional Aspects in Inflammatory Bowel Diseases
par:	Unit of Gastroenterology, Campus Bio-Medico University	**DOI:**	10.3390/nu12020372
Date:	2020 Jan 31	**Site web:**	PubMed Central (PMC)
Éditeur:	Nutrients		

[s8] - https://pmc.ncbi.nlm.nih.gov/articles/PMC10096607/

Auteur:	Filippo Vernia, Giorgia Burrelli Scotti, Noemi Sara Bertetti, Giuseppe Donato, Stefano Necozione, Piero Vernia, Nadia Pallotta	**Titre:**	Low Vitamin K and Vitamin D Dietary Intake in Patients with Inflammatory Bowel Diseases
par:	National Center for Biotechnology Information (NCBI)	**DOI:**	10.3390/nu15071678
Date:	2023 Mar 30	**Site web:**	PubMed Central (PMC)
Éditeur:	Nutrients		

[s9] - https://pmc.ncbi.nlm.nih.gov/articles/PMC10143611/

Auteur:	Beata Jabłońska; Sławomir Mrowiec	**Titre:**	Nutritional Status and Its Detection in Patients with Inflammatory Bowel Diseases
par:	Department of Digestive Tract Surgery, Medical University of Silesia, 40-752 Katowice, Poland	**DOI:**	10.3390/nu15081991
Date:	2023 Apr 20	**Site web:**	PMC
Éditeur:	Nutrients		

[s10] - https://pmc.ncbi.nlm.nih.gov/articles/PMC4103619/

Auteur:	Fayez K Ghishan, Pawel R Kiela	**Titre:**	Epithelial Transport in Inflammatory Bowel Diseases
DOI:	10.1097/MIB.0000000000000029	**Date:**	2014 Jun
Site web:	PubMed Central (PMC)	**Éditeur:**	Inflammatory bowel diseases

[s11] - https://pmc.ncbi.nlm.nih.gov/articles/PMC9231317/

Auteur:	Marcelina Radziszewska, Joanna Smarkusz-Zarzecka, Lucyna Ostrowska, Damian Pogodziński	**Titre:**	Nutrition and Supplementation in Ulcerative Colitis
par:	Medical University of Bialystok	**DOI:**	10.3390/nu14122469
Date:	2022 Jun 14	**Site web:**	PubMed Central (PMC)
Éditeur:	Nutrients		

[s12] - https://www.ncbi.nlm.nih.gov/books/NBK436021/

Auteur:	Indika R. Ranasinghe, Chenlu Tian, Ronald Hsu	**Titre:**	Crohn Disease
par:	National Center for Biotechnology Information (NCBI)	**Date:**	2024/02/24
Site web:	NCBI Bookshelf	**Éditeur:**	StatPearls Publishing

[s13] - https://www.cedars-sinai.org/health-library/diseases-and-conditions/c/crohns-disease.html

Titre:	Crohn's Disease I Cedars-Sinai	**par:**	Cedars-Sinai
Date:	Apr 8 2023	**Site web:**	Cedars-Sinai

[s14] - https://pmc.ncbi.nlm.nih.gov/articles/PMC3959504/

Auteur:	Fotis Barkas, Evangelos Liberopoulos, Anastazia Kei, Moses Elisaf	**Titre:**	Electrolyte and acid-base disorders in inflammatory bowel disease
par:	Department of Internal Medicine, University of Ioannina Medical School, Ioannina, Greece	**Date:**	2013
Site web:	PubMed Central (PMC)	**Éditeur:**	Annals of Gastroenterology : Quarterly Publication of the Hellenic Society of Gastroenterology

[s15] - https://pmc.ncbi.nlm.nih.gov/articles/PMC3347037/

Auteur:	Deborah C Rubin, Anisa Shaker, Marc S Levin	**Titre:**	Chronic intestinal inflammation: inflammatory bowel disease and colitis-associated colon cancer
par:	Washington University School of Medicine, Saint Louis Veterans Administration Medical Center	**DOI:**	10.3389/fimmu.2012.00107
Date:	2012 May 8	**Site web:**	PubMed Central (PMC)
Éditeur:	Frontiers in Immunology		

[s16] - https://pmc.ncbi.nlm.nih.gov/articles/PMC7071234/

Auteur:	Paola Balestrieri, Mentore Ribolsi, Michele Pier Luca Guarino, Sara Emerenziani, Annamaria Altomare, Michele Cicala	**Titre:**	Nutritional Aspects in Inflammatory Bowel Diseases
par:	Unit of Gastroenterology, Campus Bio-Medico University	**DOI:**	10.3390/nu12020372
Date:	2020 Jan 31	**Site web:**	PubMed Central (PMC)
Éditeur:	Nutrients		

[s17] - https://pmc.ncbi.nlm.nih.gov/articles/PMC6627381/

Auteur:	Kyle Kilby, Holly Mathias, Lindsay Boisvenue, Courtney Heisler, Jennifer L Jones	**Titre:**	Micronutrient Absorption and Related Outcomes in People with Inflammatory Bowel Disease: A Review
DOI:	10.3390/nu11061388	**Date:**	2019 Jun 20
Site web:	PubMed Central (PMC)	**Éditeur:**	Nutrients

[s18] - https://pmc.ncbi.nlm.nih.gov/articles/PMC3959504/

Auteur:	Fotis Barkas, Evangelos Liberopoulos, Anastazia Kei, Moses Elisaf	**Titre:**	Electrolyte and acid-base disorders in inflammatory bowel disease
par:	Department of Internal Medicine, University of Ioannina Medical School, Ioannina, Greece	**Date:**	2013
Site web:	PubMed Central (PMC)	**Éditeur:**	Annals of Gastroenterology : Quarterly Publication of the Hellenic Society of Gastroenterology

[s19] - https://pmc.ncbi.nlm.nih.gov/articles/PMC7852575/

Auteur:	Marina Moreira de Castro, Lívia Bitencourt Pascoal, Karine Mariane Steigleder, Beatriz Piatezzi Siqueira, Ligiana Pires Corona, Maria de Lourdes Setsuko Ayrizono, Marciane Milanski, Raquel Franco Leal	**Titre:**	Role of diet and nutrition in inflammatory bowel disease
par:	University of Campinas (UNICAMP)	**DOI:**	10.5493/wjem.v11.i1.1
Date:	2021 Jan 20	**Site web:**	PubMed Central (PMC)

[s20] - https://pmc.ncbi.nlm.nih.gov/articles/PMC6723806/

Auteur:	Lena J Storck, Reinhard Imoberdorf, Peter E Ballmer	**Titre:**	Nutrition in Gastrointestinal Disease: Liver, Pancreatic, and Inflammatory Bowel Disease
par:	Kantonsspital Winterthur, Department of Medicine, 8401 Winterthur, Switzerland; Zürcher RehaZentrum Davos, 7272 Davos Clavadel, Switzerland	**DOI:**	10.3390/jcm8081098
Date:	2019 Jul 25	**Site web:**	PubMed Central (PMC)
Éditeur:	Journal of Clinical Medicine		

[s21] - https://pmc.ncbi.nlm.nih.gov/articles/PMC7071234/

Auteur:	Paola Balestrieri, Mentore Ribolsi, Michele Pier Luca Guarino, Sara Emerenziani, Annamaria Altomare, Michele Cicala	**Titre:**	Nutritional Aspects in Inflammatory Bowel Diseases
par:	Campus Bio-Medico University	**DOI:**	10.3390/nu12020372
Date:	2020 Jan 31	**Site web:**	PubMed Central (PMC)
Éditeur:	Nutrients		

[s22] - https://pmc.ncbi.nlm.nih.gov/articles/PMC4103619/

Auteur:	Fayez K Ghishan, Pawel R Kiela	**Titre:**	Epithelial Transport in Inflammatory Bowel Diseases
par:	Department of Pediatrics, Steele Children's Research Center, Tucson, Arizona; Department of Immunobiology, University of Arizona Health Sciences Center, Tucson, Arizona	**DOI:**	10.1097/MIB.0000000000000029
Date:	2014 Jun	**Site web:**	PubMed Central (PMC)
Éditeur:	Inflammatory bowel diseases		

[s23] - https://pmc.ncbi.nlm.nih.gov/articles/PMC10857040/

Auteur:	Ivan Capobianco, Federica Di Vincenzo, Pierluigi Puca, Guia Becherucci, Maria Chiara Mentella, Valentina Petito, Franco Scaldaferri	**Titre:**	Adverse Food Reactions in Inflammatory Bowel Disease: State of the Art and Future Perspectives
DOI:	10.3390/nu16030351	**Date:**	2024 Jan 25
Site web:	PubMed Central (PMC)	**Éditeur:**	MDPI

[s24] - https://pmc.ncbi.nlm.nih.gov/articles/PMC9607252/

Auteur:	Małgorzata Godala, Ewelina Gaszyń ska, Hubert Zatorski, Ewa Małecka-Wojciesko	**Titre:**	Dietary Interventions in Inflammatory Bowel Disease
par:	Medical University of Lodz	**DOI:**	10.3390/nu14204261
Date:	2022 Oct 12	**Site web:**	PubMed Central (PMC)
Éditeur:	Nutrients		

[s25] - https://pmc.ncbi.nlm.nih.gov/articles/PMC9231317/

Auteur:	Marcelina Radziszewska, Joanna Smarkusz-Zarzecka, Lucyna Ostrowska, Damian Pogodziński	**Titre:**	Nutrition and Supplementation in Ulcerative Colitis
par:	Medical University of Bialystok	**DOI:**	10.3390/nu14122469
Date:	2022 Jun 14	**Site web:**	PubMed Central (PMC)
Éditeur:	Nutrients		

[s26] - https://pmc.ncbi.nlm.nih.gov/articles/PMC11313810/

Auteur:	Radoslaw Kempinski, Damian Arabasz, Katarzyna Neubauer	**Titre:**	Effects of Milk and Dairy on the Risk and Course of Inflammatory Bowel Disease versus Patients' Dietary Beliefs and Practices: A Systematic Review
par:	Department of Gastroenterology and Hepatology, Wroclaw Medical University	**DOI:**	10.3390/nu16152555
Date:	2024 Aug 3	**Site web:**	PubMed Central (PMC)
Éditeur:	Nutrients		

[s27] - https://pmc.ncbi.nlm.nih.gov/articles/PMC7650696/

Auteur:	Hannah Morton, Kevin C Pedley, Robin J C Stewart, Jane Coad	**Titre:**	Inflammatory Bowel Disease: Are Symptoms and Diet Linked?
par:	Massey University; Universal College of Learning	**DOI:**	10.3390/nu12102975
Date:	2020 Sep 29	**Site web:**	PubMed Central (PMC)
Éditeur:	Nutrients		

[s28] - https://pmc.ncbi.nlm.nih.gov/articles/PMC5656454/

Auteur:	Vikesh K Singh, Mark E Haupt, David E Geller, Jerry A Hall, Pedro M Quintana Diez	**Titre:**	Less common etiologies of exocrine pancreatic insufficiency
DOI:	10.3748/wjg.v23.i39.7059	**Date:**	2017 Oct 21
Site web:	PubMed Central (PMC)	**Éditeur:**	World Journal of Gastroenterology

[s29] - https://pmc.ncbi.nlm.nih.gov/articles/PMC7551310/
Auteur: Antonio Corsello, Daniela Pugliese, Antonio Gasbarrini, Alessandro Armuzzi
Titre: Diet and Nutrients in Gastrointestinal Chronic Diseases
par: Fondazione Policlinico Universitario A. Gemelli IRCCS; Istituto di Patologia Speciale Medica, Università Cattolica del Sacro Cuore
DOI: 10.3390/nu12092693
Date: 2020 Sep 3
Site web: PubMed Central (PMC)
Éditeur: MDPI

[s30] - https://pmc.ncbi.nlm.nih.gov/articles/PMC3934501/
Auteur: Amy Fedewa, Satish S C Rao
Titre: Dietary fructose intolerance, fructan intolerance and FODMAPs
par: Georgia Regents University; National Library of Medicine (NLM); NIH
DOI: 10.1007/s11894-013-0370-0
Date: 2014 Jan
Site web: PubMed Central (PMC)
Éditeur: Current gastroenterology reports

[s31] - https://pmc.ncbi.nlm.nih.gov/articles/PMC10459712/
Auteur: Giovanna Alexandre Fabiano, Leila Marie Shinn, Adriane Elisabete Costa Antunes
Titre: Relationship between Oat Consumption, Gut Microbiota Modulation, and Short-Chain Fatty Acid Synthesis: An Integrative Review
par: State University of Campinas; PepsiCo R&D
DOI: 10.3390/nu15163534
Date: 2023 Aug 11
Site web: PubMed Central (PMC)
Éditeur: Nutrients

[s32] - https://pmc.ncbi.nlm.nih.gov/articles/PMC7912826/
Auteur: Alexandra Alcorta, Adrià Porta, Amparo Tárrega, María Dolores Alvarez, M Pilar Vaquero
Titre: Foods for Plant-Based Diets: Challenges and Innovations
par: Instituto de Ciencia y Tecnología de Alimentos y Nutrición (ICTAN-CSIC), Instituto de Agroquímica y Tecnología de Alimentos (IATA-CSIC)
DOI: 10.3390/foods10020293
Date: 2021 Feb 1
Site web: PubMed Central (PMC)

[s33] - https://pmc.ncbi.nlm.nih.gov/articles/PMC10449545/
Auteur: Wei Sheng, Guang Ji, Li Zhang
Titre: Immunomodulatory effects of inulin and its intestinal metabolites
par: Institute of Digestive Diseases, Longhua Hospital, Shanghai University of Traditional Chinese Medicine, Shanghai, China
DOI: 10.3389/fimmu.2023.1224092
Date: 2023 Aug 10
Site web: PMC (PubMed Central)
Éditeur: Frontiers in Immunology

[s34] - https://pmc.ncbi.nlm.nih.gov/articles/PMC8001864/
Auteur: Judith Wellens, Séverine Vermeire, João Sabino
Titre: Let Food Be Thy Medicine—Its Role in Crohn's Disease
par: University Hospitals Leuven
DOI: 10.3390/nu13030832
Date: 2021 Mar 3
Site web: PubMed Central (PMC)
Éditeur: Nutrients

[s35] - https://pmc.ncbi.nlm.nih.gov/articles/PMC4518859/

Auteur:	Alexander Palant, Janka Koschack, Simone Rassmann, Gabriele Lucius-Hoene, Michael Karaus, Wolfgang Himmel	**Titre:**	"And then you start to loose it because you think about Nutella": The significance of food for people with inflammatory bowel disease - a qualitative study
par:	University Medical Center Göttingen; University of Freiburg; Evangelic Hospital Göttingen-Weende	**DOI:**	10.1186/s12876-015-0322-2
Date:	2015 Jul 30	**Site web:**	PubMed Central (PMC)
Éditeur:	BMC Gastroenterology		

[s36] - https://pmc.ncbi.nlm.nih.gov/articles/PMC10088739/

Auteur:	Francis Ayimbila, Suttipun Keawsompong	**Titre:**	Nutritional Quality and Biological Application of Mushroom Protein as a Novel Protein Alternative
par:	Kasetsart University	**DOI:**	10.1007/s13668-023-00468-x
Date:	2023 Apr 10	**Site web:**	PubMed Central (PMC)
Éditeur:	Springer Science and Business Media LLC		

[s37] - https://pmc.ncbi.nlm.nih.gov/articles/PMC11147801/

Auteur:	Cheenie Nieva, Jennifer Pryor, Georgina M Williams, Emily C Hoedt, Grace L Burns, Guy D Eslick, Nicholas J Talley, Kerith Duncanson, Simon Keely	**Titre:**	The Impact of Dietary Interventions on the Microbiota in Inflammatory Bowel Disease: A Systematic Review
DOI:	10.1093/ecco-jcc/jjad204	**Date:**	2023 Dec 15
Site web:	PubMed Central (PMC)	**Éditeur:**	Journal of Crohn's & Colitis

[s38] - https://pmc.ncbi.nlm.nih.gov/articles/PMC11821149/

Auteur:	Riya Gautam Naik, Sarah A Purcell, Stephanie L Gold, Victoria Christiansen, Leah D D'Aloisio, Maitreyi Raman, Natasha Haskey	**Titre:**	From Evidence to Practice: A Narrative Framework for Integrating the Mediterranean Diet into Inflammatory Bowel Disease Management
par:	University of British Columbia, Southern Medical Program, Icahn School of Medicine at Mount Sinai, Alberta Health Services, University of Calgary	**DOI:**	10.3390/nu17030470
Date:	2025 Jan 28	**Site web:**	PubMed Central (PMC)
Éditeur:	Nutrients		

[s39] - https://pmc.ncbi.nlm.nih.gov/articles/PMC9607252/

Auteur:	Małgorzata Godala, Ewelina Gaszyń ska, Hubert Zatorski, Ewa Małecka-Wojciesko	**Titre:**	Dietary Interventions in Inflammatory Bowel Disease
par:	Medical University of Lodz	**DOI:**	10.3390/nu14204261
Date:	2022 Oct 12	**Site web:**	PubMed Central (PMC)
Éditeur:	MDPI		

[s40] - https://pmc.ncbi.nlm.nih.gov/articles/PMC4352452/

Auteur:	John K Triantafillidis, Costas Vagianos, Apostolos E Papalois	**Titre:**	The Role of Enteral Nutrition in Patients with Inflammatory Bowel Disease: Current Aspects
par:	National Center for Biotechnology Information (NCBI)	**DOI:**	10.1155/2015/197167
Date:	2015 Feb 22	**Site web:**	PubMed Central (PMC)
Éditeur:	BioMed Research International		

[s41] - https://pmc.ncbi.nlm.nih.gov/articles/PMC9231317/

Auteur:	Marcelina Radziszewska, Joanna Smarkusz-Zarzecka, Lucyna Ostrowska, Damian Pogodziński	**Titre:**	Nutrition and Supplementation in Ulcerative Colitis
par:	Medical University of Bialystok	**DOI:**	10.3390/nu14122469
Date:	2022 Jun 14	**Site web:**	PubMed Central (PMC)
Éditeur:	Nutrients		

[s42] - https://pmc.ncbi.nlm.nih.gov/articles/PMC11063602/

Auteur:	Camilla Christensen, Andrea Knudsen, Erik K Arnesen, Jan Gunnar Hatlebakk, Ida Sofie Sletten, Lars T Fadnes	**Titre:**	Diet, Food, and Nutritional Exposures and Inflammatory Bowel Disease or Progression of Disease: an Umbrella Review
par:	University of Bergen, University of Oslo, Haukeland University Hospital, The Medical Library	**DOI:**	10.1016/j.advnut.2024.100219
Date:	2024 Apr 8	**Site web:**	PMC (PubMed Central)
Éditeur:	Advances in Nutrition		

[s43] - https://pmc.ncbi.nlm.nih.gov/articles/PMC4303825/

Auteur:	Michael A Conlon, Anthony R Bird	**Titre:**	The Impact of Diet and Lifestyle on Gut Microbiota and Human Health
DOI:	10.3390/nu7010017	**Date:**	2014 Dec 24
Site web:	PubMed Central (PMC)	**Éditeur:**	Nutrients

[s44] - https://www.ncbi.nlm.nih.gov/pmc/articles/PMC6915094/

Auteur:	Aeja Jackson, Christopher B Forsyth, Maliha Shaikh, Robin M Voigt, Phillip A Engen, Vivian Ramirez, Ali Keshavarzian	**Titre:**	Diet in Parkinson's Disease: Critical Role for the Microbiome
par:	Rush University Medical Center	**DOI:**	10.3389/fneur.2019.01245
Date:	2019 Dec 10	**Site web:**	PubMed Central (PMC)
Éditeur:	Frontiers in Neurology		

[s45] - https://pmc.ncbi.nlm.nih.gov/articles/PMC9607252/

Auteur:	Małgorzata Godala, Ewelina Gaszyń ska, Hubert Zatorski, Ewa Małecka-Wojciesko	**Titre:**	Dietary Interventions in Inflammatory Bowel Disease
par:	Medical University of Lodz	**DOI:**	10.3390/nu14204261
Date:	2022 Oct 12	**Site web:**	PubMed Central (PMC)
Éditeur:	Nutrients		

[s46] - https://pmc.ncbi.nlm.nih.gov/articles/PMC11444971/

Auteur:	Haitao Wang, Junyi Bai, Pengyu Miao, Yu Wei, Xiaochao Chen, Haibo Lan, Yong Qing, Meizhu Zhao, Yanyu Li, Rui Tang, Xiangdong Yang	**Titre:**	The key to intestinal health: a review and perspective on food additives
par:	The School of Clinical Medical Sciences, Southwest Medical University; Chengdu Anorectal Hospital; School of Basic Medical Sciences, Southwest Medical University	**DOI:**	10.3389/fnut.2024.1420358
Date:	2024 Sep 18	**Site web:**	PubMed Central (PMC)
Éditeur:	Frontiers in Nutrition		

[s47] - https://pmc.ncbi.nlm.nih.gov/articles/PMC9864936/

Auteur:	Xuewei Zhou, Kaina Qiao, Huimin Wu, Yuyu Zhang	**Titre:**	The Impact of Food Additives on the Abundance and Composition of Gut Microbiota
par:	Food Laboratory of Zhongyuan, Beijing Technology and Business University, Key Laboratory of Flavor Science of China General Chamber of Commerce, Beijing Technology and Business University	**DOI:**	10.3390/molecules28020631
Date:	2023 Jan 7	**Site web:**	PMC (PubMed Central)
Éditeur:	Molecules		

[s48] - https://pmc.ncbi.nlm.nih.gov/articles/PMC8064481/

Auteur:	Marjo J E Campmans-Kuijpers, Gerard Dijkstra	**Titre:**	Food and Food Groups in Inflammatory Bowel Disease (IBD): The Design of the Groningen Anti-Inflammatory Diet (GrAID)
par:	University Medical Center Groningen, University of Groningen	**DOI:**	10.3390/nu13041067
Date:	2021 Mar 25	**Site web:**	PubMed Central (PMC)
Éditeur:	Nutrients		

[s49] - https://pmc.ncbi.nlm.nih.gov/articles/PMC8100370/

Auteur:	Nor Hamizah Shafiee, Zahara Abdul Manaf, Norfilza M Mokhtar, Raja Affendi Raja Ali	**Titre:**	Anti-inflammatory diet and inflammatory bowel disease: what clinicians and patients should know?
par:	Universiti Kebangsaan Malaysia	**DOI:**	10.5217/ir.2020.00035
Date:	2021 Feb 3	**Site web:**	PubMed Central (PMC)
Éditeur:	Intestinal Research		

[s50] - https://pmc.ncbi.nlm.nih.gov/articles/PMC9231317/

Auteur:	Marcelina Radziszewska, Joanna Smarkusz-Zarzecka, Lucyna Ostrowska, Damian Pogodziński	**Titre:**	Nutrition and Supplementation in Ulcerative Colitis
par:	Medical University of Bialystok	**DOI:**	10.3390/nu14122469
Date:	2022 Jun 14	**Site web:**	PubMed Central (PMC)

[s51] - https://pmc.ncbi.nlm.nih.gov/articles/PMC10496934/

Auteur:	Shubhangi Singh, Swarupa Chakole, Suyash Agrawal, Nidhi Shetty, Roshan Prasad, Tejaswee Lohakare, Mayur Wanjari, Seema Yelne	**Titre:**	A Comprehensive Review of Upper Gastrointestinal Symptom Management in Autoimmune Gastritis: Current Insights and Future Directions
par:	Jawaharlal Nehru Medical College, Datta Meghe Institute of Higher Education and Research; Smt. Radhikabai Meghe Memorial College of Nursing, Datta Meghe Institute of Higher Education and Research; Shalinitai Meghe College of Nursing, Datta Meghe Institute of Higher Education and Research	**DOI:**	10.7759/cureus.43418
Date:	2023 Aug 13	**Site web:**	PubMed Central (PMC)
Éditeur:	Cureus		

[s52] - https://pmc.ncbi.nlm.nih.gov/articles/PMC7878331/

Auteur:	Anne F Peery, Aasma Shaukat, Lisa L Strate	**Titre:**	AGA Clinical Practice Update on Medical Management of Colonic Diverticulitis: Expert Review
DOI:	10.1053/j.gastro.2020.09.059	**Date:**	2020 Dec 3
Site web:	PubMed Central (PMC)	**Éditeur:**	Gastroenterology

[s53] - https://pmc.ncbi.nlm.nih.gov/articles/PMC4642427/

Auteur:	Erika Vanhauwaert, Christophe Matthys, Lies Verdonck, Vicky De Preter	**Titre:**	Low-Residue and Low-Fiber Diets in Gastrointestinal Disease Management
par:	University College Leuven-Limburg; University Hospitals Leuven; KU Leuven	**DOI:**	10.3945/an.115.009688
Date:	2015 Nov 10	**Site web:**	PubMed Central (PMC)
Éditeur:	Advances in Nutrition		

[s54] - https://pmc.ncbi.nlm.nih.gov/articles/PMC5852713/

Auteur:	Camilla Dahl, Megan Crichton, Julie Jenkins, Romina Nucera, Sophie Mahoney, Wolfgang Marx, Skye Marshall	**Titre:**	Evidence for Dietary Fibre Modification in the Recovery and Prevention of Reoccurrence of Acute, Uncomplicated Diverticulitis: A Systematic Literature Review
par:	Faculty of Health Sciences & Medicine, Bond University, Robina Hospital, La Trobe University	**DOI:**	10.3390/nu10020137
Date:	2018 Jan 27	**Site web:**	PubMed Central (PMC)
Éditeur:	Nutrients		

[s55] - https://www.ncbi.nlm.nih.gov/pmc/articles/PMC8096188/

Auteur:	Sonali Palchaudhuri, Lindsey Albenberg, James D Lewis	**Titre:**	Diet Recommendations for Hospitalized Patients With Inflammatory Bowel Disease: Better Options Than Nil Per Os
DOI:	10.1093/crocol/otaa059	**Date:**	2020 Jul 17
Site web:	PubMed Central (PMC)	**Éditeur:**	Crohn's & Colitis 360

[s56] - https://pmc.ncbi.nlm.nih.gov/articles/PMC6723806/

Auteur:	Lena J Storck, Reinhard Imoberdorf, Peter E Ballmer	**Titre:**	Nutrition in Gastrointestinal Disease: Liver, Pancreatic, and Inflammatory Bowel Disease
par:	Kantonsspital Winterthur, Department of Medicine, Zürcher RehaZentrum Davos	**DOI:**	10.3390/jcm8081098
Date:	2019 Jul 25	**Site web:**	PubMed Central (PMC)
Éditeur:	MDPI		

[s57] - https://pmc.ncbi.nlm.nih.gov/articles/PMC10421392/

Auteur:	Małgorzata Godala, Ewelina Gaszyń ska, Konrad Walczak, Ewa Małecka-Wojciesko	**Titre:**	Evaluation of Albumin, Transferrin and Transthyretin in Inflammatory Bowel Disease Patients as Disease Activity and Nutritional Status Biomarkers
par:	Medical University of Lodz	**DOI:**	10.3390/nu15153479
Date:	2023 Aug 7	**Site web:**	PubMed Central (PMC)
Éditeur:	MDPI		

[s58] - https://pmc.ncbi.nlm.nih.gov/articles/PMC7972945/

Titre:	61st Annual Conference of Indian Society of Gastroenterology, Virtual Diamond Jubilee ISGCON 2020, 19-20th December 2020	**par:**	PubMed Central (PMC)
DOI:	10.1007/s12664-020-01133-9	**Date:**	2021 Mar 19
Site web:	PMC	**Éditeur:**	Indian Journal of Gastroenterology

[s59] - https://pmc.ncbi.nlm.nih.gov/articles/PMC8100370/

Auteur:	Nor Hamizah Shafiee, Zahara Abdul Manaf, Norfilza M Mokhtar, Raja Affendi Raja Ali	**Titre:**	Anti-inflammatory diet and inflammatory bowel disease: what clinicians and patients should know?
par:	Universiti Kebangsaan Malaysia	**DOI:**	10.5217/ir.2020.00035
Date:	2021 Feb 3	**Site web:**	PubMed Central (PMC)
Éditeur:	Intestinal Research		

[s60] - https://pmc.ncbi.nlm.nih.gov/articles/PMC11278540/

Auteur:	Doina Istratescu, Carmen Monica Preda, Teodora Manuc, Corina Meianu, Tudor Stroie, Mircea Diculescu	**Titre:**	A Comprehensive Review of Dietary Approaches in Maintaining Remission of Inflammatory Bowel Diseases in Adults
DOI:	10.3390/medicina60071068	**Date:**	2024 Jun 28
Site web:	PubMed Central (PMC)	**Éditeur:**	Medicina

[s61] - https://pmc.ncbi.nlm.nih.gov/articles/PMC7922138/

Auteur:	Ugo Cucinotta, Claudio Romano, Valeria Dipasquale	**Titre:**	Diet and Nutrition in Pediatric Inflammatory Bowel Diseases
par:	University of Messina	**DOI:**	10.3390/nu13020655
Date:	2021 Feb 17	**Site web:**	PubMed Central (PMC)
Éditeur:	Nutrients		

[s62] - https://pmc.ncbi.nlm.nih.gov/articles/PMC7551310/

Auteur:	Antonio Corsello, Daniela Pugliese, Antonio Gasbarrini, Alessandro Armuzzi	**Titre:**	Diet and Nutrients in Gastrointestinal Chronic Diseases
par:	Fondazione Policlinico Universitario A. Gemelli IRCCS; Università Cattolica del Sacro Cuore	**DOI:**	10.3390/nu12092693
Date:	2020 Sep 3	**Site web:**	PubMed Central (PMC)
Éditeur:	Nutrients		

[s63] - https://www.vetspecialists.com/vet-blog-landing/animal-health-articles/2024/01/05/IBD-in-cats

Auteur:	Craig Datz, DVM, MS, DABVP, DACVIM (Nutrition)	**Titre:**	Nutrition for Cats with Inflammatory Bowel Disease (IBD)
par:	vetspecialists.com	**Date:**	Jan 5, 2024
Site web:	vetspecialists.com		

[s64] - https://pmc.ncbi.nlm.nih.gov/articles/PMC7551310/

Auteur:	Antonio Corsello, Daniela Pugliese, Antonio Gasbarrini, Alessandro Armuzzi	**Titre:**	Diet and Nutrients in Gastrointestinal Chronic Diseases
par:	Fondazione Policlinico Universitario A. Gemelli IRCCS; Istituto di Patologia Speciale Medica, Università Cattolica del Sacro Cuore	**DOI:**	10.3390/nu12092693
Date:	2020 Sep 3	**Site web:**	PubMed Central (PMC)
Éditeur:	Nutrients		

[s65] - https://pmc.ncbi.nlm.nih.gov/articles/PMC11658349/

Auteur:	Bin Xia, Yan Li, Linmin Hu, Peng Xie, Ningning Mi, Liyuan Lv, Zixin Liang, Yuxuan Sun, Ying Li, Xiaodong Jiang, Guinan Liu, Yuanyuan Feng, Yingxin Zhu, Bo Zhan, Qiangsheng He, Pingguang Lei, Jian Qi, Pengpeng Wang, Jinqiu Yuan	**Titre:**	Healthy eating patterns associated with reduced risk of inflammatory bowel disease by lowering low-grade inflammation: evidence from a large prospective cohort study
DOI:	10.1186/s12916-024-03809-x	**Date:**	2024 Dec 18
Site web:	PubMed Central (PMC)	**Éditeur:**	BMC Medicine

[s66] - https://ods.od.nih.gov/factsheets/VitaminB12-HealthProfessional/

Titre:	Vitamin B12 - Health Professional Fact Sheet	**par:**	Office of Dietary Supplements, National Institutes of Health (NIH)
Site web:	Office of Dietary Supplements		

[s67] - https://pmc.ncbi.nlm.nih.gov/articles/PMC5517270/

Auteur:	Melissa A Smith, Trevor Smith, Timothy M Trebble	**Titre:**	Nutritional management of adults with inflammatory bowel disease: practical lessons from the available evidence
par:	Department of Gastroenterology, Guy's and St Thomas' NHS Foundation Trust, London, UK; Department of Gastroenterology and Human Nutrition, Southampton University Hospitals Trust, Southampton General Hospital, Southampton, UK; Department of Gastroenterology, Portsmouth Hospitals NHS Trust, Portsmouth, UK	**DOI:**	10.1136/flgastro-2011-100032
Date:	2012 May 21	**Site web:**	PubMed Central (PMC)
Éditeur:	Frontline Gastroenterology		

[s68] - https://pmc.ncbi.nlm.nih.gov/articles/PMC6627381/

Auteur:	Kyle Kilby, Holly Mathias, Lindsay Boisvenue, Courtney Heisler, Jennifer L Jones	**Titre:**	Micronutrient Absorption and Related Outcomes in People with Inflammatory Bowel Disease: A Review
DOI:	10.3390/nu11061388	**Date:**	2019 Jun 20
Site web:	PubMed Central (PMC)	**Éditeur:**	Nutrients

[s69] - https://ods.od.nih.gov/factsheets/Zinc-HealthProfessional/

Titre:	Zinc - Health Professional Fact Sheet	**par:**	National Institutes of Health (NIH)
Date:	Sat, 15 Feb 2025	**Site web:**	Office of Dietary Supplements
Éditeur:	ods.od.nih.gov		

[s70] - https://pmc.ncbi.nlm.nih.gov/articles/PMC5114499/

Auteur:	Ashwin N Ananthakrishnan	**Titre:**	Vitamin D and Inflammatory Bowel Disease
par:	Harvard Medical School Massachusetts General Hospital Boston	**Date:**	2016 Aug
Site web:	PubMed Central (PMC)	**Éditeur:**	Gastroenterology & Hepatology

[s71] - https://pmc.ncbi.nlm.nih.gov/articles/PMC6146599/

Auteur:	Georgiana-Emmanuela Gîlcă-Blanariu, Smaranda Diaconescu, Manuela Ciocoiu, Gabriela Ştefănescu	**Titre:**	New Insights into the Role of Trace Elements in IBD
DOI:	10.1155/2018/1813047	**Date:**	2018 Sep 6
Site web:	PubMed Central (PMC)	**Éditeur:**	BioMed Research International

[s72] - https://pubmed.ncbi.nlm.nih.gov/27769076/

Auteur:	Rossi RE;Whyand T;Murray CD; Hamilton MI;Conte D;Caplin ME.	**Titre:**	The role of dietary supplements in inflammatory bowel disease: a systematic review
par:	PubMed	**DOI:**	10.1097/MEG.0000000000000728
Date:	2016 Dec	**Site web:**	PubMed
Éditeur:	Eur J Gastroenterol Hepatol		

[s73] - https://pmc.ncbi.nlm.nih.gov/articles/PMC9733784/

Auteur:	Harsh Bodke, Sangita Jogdand	**Titre:**	Role of Probiotics in Human Health
par:	Jawaharlal Nehru Medical College, Datta Meghe Institute of Medical Sciences, Wardha, IND	**DOI:**	10.7759/cureus.31313
Date:	2022 Nov 9	**Site web:**	PubMed Central (PMC)
Éditeur:	Cureus		

[s74] - https://pmc.ncbi.nlm.nih.gov/articles/PMC3539293/

Auteur:	Peera Hemarajata, James Versalovic	**Titre:**	Effects of probiotics on gut microbiota: mechanisms of intestinal immunomodulation and neuromodulation
par:	Baylor College of Medicine, Texas Children's Hospital	**DOI:**	10.1177/1756283X12459294
Date:	2013 Jan	**Site web:**	PubMed Central (PMC)
Éditeur:	Therapeutic Advances in Gastroenterology		

[s75] - https://pmc.ncbi.nlm.nih.gov/articles/PMC10773664/

Auteur:	Tariq Aziz, Nageen Hussain, Zunaira Hameed, Lin Lin	**Titre:**	Elucidating the role of diet in maintaining gut health to reduce the risk of obesity, cardiovascular and other age-related inflammatory diseases: recent challenges and future recommendations
DOI:	10.1080/19490976.2023.2297864	**Date:**	2024 Jan 4
Site web:	PubMed Central (PMC)	**Éditeur:**	Gut Microbes

[s76] - https://pmc.ncbi.nlm.nih.gov/articles/PMC3002586/

Auteur:	Elizabeth C Verna, Susan Lucak	**Titre:**	Use of probiotics in gastrointestinal disorders: what to recommend?
par:	Division of Digestive and Liver Diseases, Columbia University College of Physicians and Surgeons	**DOI:**	10.1177/1756283X10373814
Date:	2010 Sep	**Site web:**	PubMed Central (PMC)
Éditeur:	Therapeutic Advances in Gastroenterology		

[s77] - https://pmc.ncbi.nlm.nih.gov/articles/PMC10891645/

Auteur:	Nicoleta-Maricica Maftei, Cosmin Raducu Raileanu, Alexia Anastasia Balta, Lenuta Ambrose, Monica Boev, Denisa Batîr Marin, Elena Lacramioara Lisa	**Titre:**	The Potential Impact of Probiotics on Human Health: An Update on Their Health-Promoting Properties
DOI:	10.3390/microorganisms12020234	**Date:**	2024 Jan 23
Site web:	PubMed Central (PMC)	**Éditeur:**	Microorganisms

[s78] - https://pmc.ncbi.nlm.nih.gov/articles/PMC4923812/

Auteur:	John K Triantafillidis, Aikaterini Triantafyllidi, Constantinos Vagianos, Apostolos Papalois	**Titre:**	Favorable results from the use of herbal and plant products in inflammatory bowel disease: evidence from experimental animal studies
DOI:	10.20524/aog.2016.0059	**Date:**	2016 Feb 20
Site web:	PubMed Central (PMC)	**Éditeur:**	Annals of Gastroenterology : Quarterly Publication of the Hellenic Society of Gastroenterology

[s79] - https://pmc.ncbi.nlm.nih.gov/articles/PMC7284960/

Auteur:	Bartosz Malinowski, Michał Wiciński, Maya M Sokołowska, Nicholas A Hill, Monika Szambelan	**Titre:**	The Rundown of Dietary Supplements and Their Effects on Inflammatory Bowel Disease—A Review
par:	Department of Pharmacology and Therapeutics, Faculty of Medicine, Collegium Medicum in Bydgoszcz, Nicolaus Copernicus University	**DOI:**	10.3390/nu12051423
Date:	2020 May 14	**Site web:**	PubMed Central (PMC)
Éditeur:	Nutrients		

[s80] - https://www.ncbi.nlm.nih.gov/books/NBK92765/

Auteur:	Meika Foster, Duncan Hunter, Samir Samman	**Titre:**	Evaluation of the Nutritional and Metabolic Effects of Aloe vera
par:	National Center for Biotechnology Information (NCBI)	**Date:**	2011
Site web:	NCBI Bookshelf	**Éditeur:**	CRC Press/Taylor & Francis

[s81] - https://pmc.ncbi.nlm.nih.gov/articles/PMC5656454/

Auteur:	Vikesh K Singh, Mark E Haupt, David E Geller, Jerry A Hall, Pedro M Quintana Diez	**Titre:**	Less common etiologies of exocrine pancreatic insufficiency
DOI:	10.3748/wjg.v23.i39.7059	**Date:**	2017 Oct 21
Site web:	PubMed Central (PMC)	**Éditeur:**	World Journal of Gastroenterology

[s82] - https://pmc.ncbi.nlm.nih.gov/articles/PMC8708123/

Auteur:	Lumír Kunovský, Petr Dítě, Petr Jabandžiev, Michal Eid, Karolina Poredská, Jitka Vaculová, Dana Sochorová, Pavel Janeček, Pavla Tesaříková, Martin Blaho, Jan Trna, Jan Hlavsa, Zdeněk Kala	**Titre:**	Causes of Exocrine Pancreatic Insufficiency Other Than Chronic Pancreatitis
par:	University Hospital Brno, Faculty of Medicine, Masaryk University	**DOI:**	10.3390/jcm10245779
Date:	2021 Dec 10	**Site web:**	PubMed Central (PMC)

[s83] - https://pmc.ncbi.nlm.nih.gov/articles/PMC4923703/

Auteur:	Gianluca Ianiro, Silvia Pecere, Valentina Giorgio, Antonio Gasbarrini, Giovanni Cammarota	**Titre:**	Digestive Enzyme Supplementation in Gastrointestinal Diseases
par:	Department of Medical Sciences, Division of Internal Medicine, Gastroenterology and Liver Unit, Catholic University, School of Medicine and Surgery, A. Gemelli Hospital Rome, Italy; Division of Pediatrics, Catholic University, School of Medicine and Surgery, A. Gemelli Hospital Rome, Italy	**DOI:**	10.2174/138920021702160114150137
Date:	2016 Feb	**Site web:**	PMC
Éditeur:	Current Drug Metabolism		

[s84] - https://pmc.ncbi.nlm.nih.gov/articles/PMC7697745/

Auteur:	Aditi Kumar, Matthew J Brookes	**Titre:**	Iron Therapy in Inflammatory Bowel Disease
par:	The Royal Wolverhampton NHS Trust, Research Institute in Healthcare Science (RIHS), University of Wolverhampton	**DOI:**	10.3390/nu12113478
Date:	2020 Nov 12	**Site web:**	PubMed Central (PMC)
Éditeur:	Nutrients		

[s85] - https://pmc.ncbi.nlm.nih.gov/articles/PMC9818563/

Auteur:	Ellen J Spartz, Lauren DeDecker, Danny Le, Laleh Jalilian, Berkeley N Limketkai	**Titre:**	Advances in Mobile Health for Inflammatory Bowel Disease
par:	David Geffen School of Medicine at UCLA	**DOI:**	10.3390/diagnostics13010037
Date:	2022 Dec 23	**Site web:**	PubMed Central (PMC)
Éditeur:	Diagnostics		

[s86] - https://pmc.ncbi.nlm.nih.gov/articles/PMC10521297/

Auteur:	Madeline Erlich, Sarah Lindblad, Natasha Haskey, Darlene Higbee Clarkin, Taojie Dong, Ruth Harvie, Genelle Lunken, Jess Pirnack, Kevan Jacobson	**Titre:**	User testing to modify the MyHealthyGut digital health application for inflammatory bowel disease
DOI:	10.1177/20552076231203664	**Date:**	2023 Sep 26
Site web:	PubMed Central (PMC)	**Éditeur:**	Digital Health

[s87] - https://pmc.ncbi.nlm.nih.gov/articles/PMC9875997/

Auteur:	Samuel N Jactel, Joseph M Olson, Kathleen Y Wolin, Jordan Brown, Mythili P Pathipati, Valerie J Jagiella, Joshua R Korzenik	**Titre:**	Efficacy of a Digital Personalized Elimination Diet for the Self-Management of Irritable Bowel Syndrome and Comorbid Irritable Bowel Syndrome and Inflammatory Bowel Disease
DOI:	10.14309/ctg.0000000000000545	**Date:**	2022 Nov 1
Site web:	PubMed Central (PMC)	**Éditeur:**	Clinical and Translational Gastroenterology

[s88] - https://pmc.ncbi.nlm.nih.gov/articles/PMC4754530/

Auteur:	Danny Con, Peter De Cruz	**Titre:**	Mobile Phone Apps for Inflammatory Bowel Disease Self-Management: A Systematic Assessment of Content and Tools
par:	Faculty of Medicine, Dentistry, and Health Sciences, The University of Melbourne; Department of Gastroenterology, Austin Hospital, Melbourne, Australia; Department of Medicine, Austin Academic Centre, The University of Melbourne	**DOI:**	10.2196/mhealth.4874
Date:	2016 Feb 1	**Site web:**	PubMed Central (PMC)
Éditeur:	JMIR mHealth and uHealth		

[s89] - https://pmc.ncbi.nlm.nih.gov/articles/PMC8030699/

Auteur:	Sharon V Thompson, Melisa A Bailey, Andrew M Taylor, Jennifer L Kaczmarek, Annemarie R Mysonhimer, Caitlyn G Edwards, Ginger E Reeser, Nicholas A Burd, Naiman A Khan, Hannah D Holscher	**Titre:**	Avocado Consumption Alters Gastrointestinal Bacteria Abundance and Microbial Metabolite Concentrations among Adults with Overweight or Obesity: A Randomized Controlled Trial
par:	University of Illinois, Urbana-Champaign, IL, USA	**DOI:**	10.1093/jn/nxaa219
Date:	2020 Aug 17	**Site web:**	PubMed Central (PMC)
Éditeur:	The Journal of Nutrition		

[s90] - https://pmc.ncbi.nlm.nih.gov/articles/PMC6502201/

Auteur:	Reddavide Rosa, Rotolo Ornella, Gabriella Caruso Maria, Stasi Elisa, Notarnicola Maria, Miraglia Chiara, Nouvenne Antonio, Meschi Tiziana, Luigi de' Angelis Gian, Di Mario Francesco, Leandro Gioacchino	**Titre:**	The role of diet in the prevention and treatment of Inflammatory Bowel Diseases
par:	National Institute of Gastroenterology "S. De Bellis" Research Hospital, Castellana Grotte, Italy; Department of Medicine and Surgery, University of Parma, Parma, Italy	**DOI:**	10.23750/abm.v89i9-S.7952
Date:	2018	**Site web:**	PubMed Central (PMC)
Éditeur:	Acta Bio Medica : Atenei Parmensis		

[s91] - https://pmc.ncbi.nlm.nih.gov/articles/PMC8443856/

Auteur:	Alex Morrison, Kimberly Braly, Namita Singh, David L Suskind, Dale Lee	**Titre:**	Differences in Nutrient Intake with Homemade versus Chef-Prepared Specific Carbohydrate Diet Therapy in Inflammatory Bowel Disease: Insights into Dietary Research
par:	Department of Pediatrics, Seattle Children's Hospital, University of Washington, Seattle, WA, USA; Division of Gastroenterology, Seattle Children's Hospital, University of Washington, Seattle, WA, USA.	**DOI:**	10.5223/pghn.2021.24.5.432
Date:	2021 Sep 8	**Site web:**	PubMed Central (PMC)
Éditeur:	Pediatric Gastroenterology, Hepatology & Nutrition		

[s92] - https://pmc.ncbi.nlm.nih.gov/articles/PMC9871561/

Auteur:	Alicja Ewa Ratajczak, Stefano Festa, Annalisa Aratari, Claudio Papi, Agnieszka Dobrowolska, Iwona Krela-Kaźmierczak	**Titre:**	Should the Mediterranean diet be recommended for inflammatory bowel diseases patients? A narrative review
DOI:	10.3389/fnut.2022.1088693	**Date:**	2023 Jan 10
Site web:	PubMed Central (PMC)	**Éditeur:**	Frontiers in Nutrition

[s93] - https://pmc.ncbi.nlm.nih.gov/articles/PMC11821149/

Auteur:	Riya Gautam Naik, Sarah A Purcell, Stephanie L Gold, Victoria Christiansen, Leah D D'Aloisio, Maitreyi Raman, Natasha Haskey	**Titre:**	From Evidence to Practice: A Narrative Framework for Integrating the Mediterranean Diet into Inflammatory Bowel Disease Management
par:	University of British Columbia, Icahn School of Medicine at Mount Sinai, Alberta Health Services, University of Calgary, PubMed Central (PMC)	**DOI:**	10.3390/nu17030470
Date:	2025 Jan 28	**Site web:**	pmc.ncbi.nlm.nih.gov
Éditeur:	Nutrients		

[s94] - https://journals.plos.org/plosone/article?id=10.1371/journal.pone.0288908

Auteur:	Tingting Yin, Ran Ye, Qiuqin Wang, Lulu Wang, Wenjing Xu, Wenjing Tu, Guihua Xu	**Titre:**	Difficulties in eating out of home while diagnosed with inflammatory bowel disease: A qualitative interview study from China
par:	Nanjing University of Chinese Medicine, Nanjing, China	**DOI:**	10.1371/journal.pone.0288908
Date:	Dec 5, 2023	**Site web:**	PLOS ONE
Éditeur:	Public Library of Science		

[s95] - https://www.niddk.nih.gov/health-information/digestive-diseases/celiac-disease/eating-diet-nutrition

Titre:	Eating, Diet, & Nutrition for Celiac Disease - NIDDK	**par:**	National Institute of Diabetes and Digestive and Kidney Diseases (NIDDK)
Date:	2024-12-13	**Site web:**	NIDDK
Éditeur:	NIDDK - National Institute of Diabetes and Digestive and Kidney Diseases		

[s96] - https://pmc.ncbi.nlm.nih.gov/articles/PMC7241053/

Auteur:	Naueen A Chaudhry, Angela Pham, Andrew Flint, Isaac Molina, Zareen Zaidi, Ellen M Zimmermann, Linda S Behar-Horenstein	**Titre:**	College Students with Inflammatory Bowel Disease: A Qualitative Study of Challenges Associated with College Transition and Self-Care
par:	University of Florida	**DOI:**	10.1089/heq.2019.0053
Date:	2020 May 12	**Site web:**	PubMed Central (PMC)
Éditeur:	Health Equity		

[s97] - https://www.niddk.nih.gov/health-information/digestive-diseases/bowel-control-problems-fecal-incontinence/treatment

Titre:	Treatment of Fecal Incontinence - NIDDK	**par:**	National Institute of Diabetes and Digestive and Kidney Diseases (NIDDK)
Date:	2024-12-13	**Site web:**	NIDDK
Éditeur:	NIDDK - National Institute of Diabetes and Digestive and Kidney Diseases		

[s98] - https://journals.plos.org/plosone/article?id=10.1371/journal.pone.0288908

Auteur:	Tingting Yin, Ran Ye, Qiuqin Wang, Lulu Wang, Wenjing Xu, Wenjing Tu, Guihua Xu	**Titre:**	Difficulties in eating out of home while diagnosed with inflammatory bowel disease: A qualitative interview study from China
par:	Nanjing University of Chinese Medicine, Nanjing, China	**DOI:**	10.1371/journal.pone.0288908
Date:	Dec 5, 2023	**Site web:**	PLOS ONE
Éditeur:	Public Library of Science		

[s99] - https://pmc.ncbi.nlm.nih.gov/articles/PMC10697536/

Auteur:	Tingting Yin, Ran Ye, Qiuqin Wang, Lulu Wang, Wenjing Xu, Wenjing Tu, Guihua Xu	**Titre:**	Difficulties in eating out of home while diagnosed with inflammatory bowel disease: A qualitative interview study from China
par:	Nanjing University of Chinese Medicine, Nanjing, China	**DOI:**	10.1371/journal.pone.0288908
Date:	2023 Dec 5	**Site web:**	PubMed Central (PMC)
Éditeur:	PLOS ONE		

[s100] - https://pmc.ncbi.nlm.nih.gov/articles/PMC11641268/

Auteur:	Irina Dijmărescu, Andreea Maria Iordache, Daniela Păcurar, Elena Roxana Matran, Alexandra Coroleucă, Cristina Adriana Becheanu	**Titre:**	Quality of Life of Pediatric Patients with Chronic Intestinal, Liver, and Pancreatic Diseases During the COVID-19 Pandemic
DOI:	10.3390/healthcare12232405	**Date:**	2024 Nov 29
Site web:	PubMed Central (PMC)	**Éditeur:**	Healthcare

Sources des images

Les images non répertoriées sont soit créées par nous-mêmes, soit acquises avec une licence appropriée. Tous les droits sont réservés pour ces images.

Pour toutes les autres images répertoriées ici :
Aucune des images n'a été modifiée, seule la résolution a été ajustée. Dans la version eBook, les images ont été compilées en collages numérotés. Toutes les images restent soumises à leur licence d'origine et sont utilisées conformément à leurs conditions de licence respectives. Si vous découvrez des erreurs d'attribution ou d'autres anomalies, veuillez nous contacter.

Date de la révision finale des images : 2025-02-19.

Licence utilisée

CC0	http://creativecommons.org/publicdomain/zero/1.0/deed.en

Crédits images

[i1] - 001_001_001_image_huelsenfruechte.jpeg
https://upload.wikimedia.org/wikipedia/commons/e/e7/Various_legumes.jpg

Date:	2013-12-13	**par:**	FarnhamJ
Artiste:	Keith Weller, Agricultural Research Service, USDA	**License:**	Public domain

[i2] - 001_001_001_image_joghurt.jpeg
https://upload.wikimedia.org/wikipedia/commons/f/fa/Yoghurt_and_spoon.jpg

Date:	2023-06-25	**par:**	Julikalucky
License:	CC0		

[i3] - 001_001_001_image_magen.jpeg
https://upload.wikimedia.org/wikipedia/commons/b/b6/Stomach_pain.jpg

Date:	2010-12-07	**par:**	Robystarm07
License:	CC0		

[i4] - 001_001_002_image_terminalen_ileum.jpeg
https://upload.wikimedia.org/wikipedia/commons/3/3d/Illu_small_intestine.jpg

Date:	2006-10-01	**par:**	Arcadian
License:	Public domain		

[i5] - 001_001_003_image_vitamin_d.jpeg
https://upload.wikimedia.org/wikipedia/commons/0/0a/Vitamin_D_SRM_%285941078390%29.jpg

Date:	2009-06-12	**par:**	Vanished Account Byeznhpyxeuztibuo
Artiste:	National Institute of Standards and Technology	**License:**	Public domain

[i6] - 001_002_001_image_elektrolyt.jpeg
https://upload.wikimedia.org/wikipedia/commons/a/a3/Stomatocytes.jpg

Date:	2014-11-15	**par:**	Osasere05
Artiste:	Prof. Osaro Erhabor	**License:**	CC0

[i7] - 001_002_003_image_kurzkettige_fettsaeuren.jpeg
https://upload.wikimedia.org/wikipedia/commons/e/ef/Acetic-acid-3D-balls.png

Date:	23 May 2007	**par:**	Time3000~commonswiki
Artiste:	Benjah-bmm27	**License:**	Public domain

[i8] - 001_003_001_image_mediterrane_diaet.jpeg
https://upload.wikimedia.org/wikipedia/commons/8/8b/Michael_Taylor_and_colleagues_visit_the_farm_stand_owned_by_the_Spear_family_in_Waldoboro.jpg

Date:	2013-08-18	**par:**	Darlenefrivera
Artiste:	The U.S. Food and Drug Administration	**License:**	Public domain

[i9] - 001_003_002_image_lipase.jpeg
https://upload.wikimedia.org/wikipedia/commons/b/b2/Lipase_PLRP2.png

Date:	2008-02-22	**par:**	Hehkuviini
Artiste:	US gov	**License:**	Public domain

[i10] - 001_003_002_image_pankreas.jpeg
https://upload.wikimedia.org/wikipedia/commons/1/1f/Interductal_Vasculature_in_the_Human_Pancreas_%2847673153032%29.jpg

Date:	2019-04-18	**par:**	Meisam
Artiste:	Berkshire Community College Bioscience Image Library	**License:**	CC0

[i11] - 001_003_002_image_protease.jpeg
https://upload.wikimedia.org/wikipedia/commons/d/d5/HIV-1-protease-complex-2PSU.png

Date:	2021-11-15	**par:**	RFZYNSPY
License:	CC0		

[i12] - 002_001_001_image_buchweizenmehl.jpeg
https://upload.wikimedia.org/wikipedia/commons/f/f0/Buckwheat_instant_noodles.jpg

Date:	2024-06-11	**par:**	Fumikas Sagisavas
License:	CC0		

[i13] - 002_001_001_image_haferflocken.jpeg
https://upload.wikimedia.org/wikipedia/commons/9/97/Rolled_oats.jpg

Date:	2006-06-11	**par:**	Serg!o
Artiste:	en:user:Hankwang	**License:**	Public domain

[i14] - 002_001_001_image_mais.jpeg
https://upload.wikimedia.org/wikipedia/commons/f/fe/GEM_corn.jpg

Date:	Last	**par:**	Shizhao
Artiste:	Keith Weller, USDA	**License:**	Public domain

[i15] - 002_001_001_image_quinoa.jpeg
https://upload.wikimedia.org/wikipedia/commons/a/af/Bolivian_quinoa_%281%29.jpg

Date:	2024-04-09	**par:**	Fumikas Sagisavas
License:	CC0		

[i16] - 002_001_001_image_reismilch.jpeg
https://upload.wikimedia.org/wikipedia/commons/a/af/Rice_milk.jpg

Date:	2018-01-29	**par:**	Phonet
Artiste:	Daniele Pellati	**License:**	CC0

[i17] - 002_001_002_image_pilz.jpeg
https://upload.wikimedia.org/wikipedia/commons/2/26/Edible_fungi_in_basket_2012_G1.jpg

Date:	2012-05-26	**par:**	George Chernilevsky
License:	Public domain		

[i18] - 002_001_002_image_sojabohne.jpeg
https://upload.wikimedia.org/wikipedia/commons/8/82/Soybean.USDA.jpg

Date:	2004-11-20	**par:**	Jurema Oliveira
License:	Public domain		

[i19] - 002_001_003_image_blumenkohl.jpeg
https://upload.wikimedia.org/wikipedia/commons/b/ba/%D0%A6%D0%B2%D0%B5%D1%82%D0%BD%D0%B0%D1%8F_%D0%BA%D0%B0%D0%BF%D1%83%D1%81%D1%82%D0%B0_%D0%BD%D0%B0_%D1%8F%D1%80%D0%BC%D0%B0%D1%80%D0%BA%D0%B5_%D0%A1%D0%B0%D1%80%D0%B0%D1%82%D0%BE%D0%B2.jpg

Date:	2024-10-05	**par:**	ИринаЯ
License:	CC0		

[i20] - 002_001_003_image_karotten.jpeg
https://upload.wikimedia.org/wikipedia/commons/3/32/Carrots_of_many_colors.jpg

Date:	2000s	**par:**	Falcorian
Artiste:	Stephen Ausmus	**License:**	Public domain

[i21] - 002_001_003_image_spargel.jpeg
https://upload.wikimedia.org/wikipedia/commons/e/e7/Steam-boiling_green_asparagus.jpg

Date:	2018-05-03	**par:**	W.carter
License:	CC0		

[i22] - 002_001_003_image_spinat.jpeg
https://upload.wikimedia.org/wikipedia/commons/2/25/Classic_spinach_salad.jpg

Date:	2024-04-16	**par:**	Valereee
License:	CC0		

[i23] - 002_001_003_image_zucchini.jpeg
https://upload.wikimedia.org/wikipedia/commons/5/51/Courgette_Cucurbita_pepo_2.jpg

Date:	Photography	**par:**	Meanos
License:	Public domain		

[i24] - 002_002_001_image_kefir.jpeg
https://upload.wikimedia.org/wikipedia/commons/2/25/Kefir-insieme.jpg

Date:	2007-09-09	**par:**	Bermas66~commonswiki
Artiste:	Bermas66	**License:**	Public domain

[i25] - 002_002_001_image_tgfbeta.jpeg
https://upload.wikimedia.org/wikipedia/commons/1/1c/Computer_graphic_of_tgf-beta.jpg

Date:	1994-03	**par:**	Fæ
Artiste:	Unknown photographer	**License:**	Public domain

[i26] - 002_003_001_image_omega3fettsaeuren.jpeg
https://upload.wikimedia.org/wikipedia/commons/f/fb/Sunsplash_omega3_leinsameno.jpg

Date:	2005-08-07	**par:**	VisualBeo
Artiste:	Christian H.	**License:**	Public domain

[i27] - 002_003_001_image_kerntemperaturmessung.jpeg
https://upload.wikimedia.org/wikipedia/commons/d/d3/Pork_thermometer.jpg

Date:	2011-05-23	**par:**	Tortie tude
Artiste:	USDA	**License:**	Public domain

[i28] - 002_003_002_image_vakuumieren.jpeg
https://upload.wikimedia.org/wikipedia/commons/b/be/Chicken_feet_packaged.jpg

Date:	2010-05-04	**par:**	Snek01
Artiste:	User:Anna Frodesiak	**License:**	Public domain

[i29] - 002_003_003_image_ballaststoffe.jpeg
https://upload.wikimedia.org/wikipedia/commons/0/05/Kids_%E2%80%98n_Fiber_%286121371126%29.jpg

Date:	2011-09-06	**par:**	Bluerasberry
Artiste:	The U.S. Food and Drug Administration	**License:**	Public domain

[i30] - 002_003_003_image_kichererbsencurry.jpeg
https://upload.wikimedia.org/wikipedia/commons/c/ce/Chickpea_curry_on_rotini%2C_with_corn%2C_hot_mixed_Indian_pickles%2C_peanuts%2C_curry_powder%2C_and_black_pepper_-_Massachusetts.jpg

Date:	27 June 2022	**par:**	Daderot
License:	CC0		

[i31] - 002_003_003_image_puerieren.jpeg
https://upload.wikimedia.org/wikipedia/commons/6/65/Storebought_baby_food_-_fruit_and_vegetable_puree_in_glass_and_pouch.jpg

Date:	2024-03-11	**par:**	MAKY.OREL
License:	CC0		

[i32] - 003_001_001_image_kompott.jpeg
https://upload.wikimedia.org/wikipedia/commons/7/73/Lemon_polenta_cake_with_coconut_topping_%26_blueberry_compote_-_GAIL%27s_2024-06-08.jpg

Date:	2024-06-08	**par:**	Onthewings
Artiste:	Andy Li	**License:**	CC0

[i33] - 003_001_001_image_haferschleim.jpeg
https://upload.wikimedia.org/wikipedia/commons/b/b6/Fruit_and_Honey_French_Oatmeal_2.jpg

Date:	2023-11-28	**par:**	SteinsplitterBot
Artiste:	Bajinra	**License:**	CC0

[i34] - 003_001_001_image_kuerbis.jpeg
https://upload.wikimedia.org/wikipedia/commons/a/ac/Pumpkin_Processed.jpg

Date:	2021-11-09	**par:**	Ser Amantio di Nicolao
Artiste:	Alan Levine	**License:**	CC0

[i35] - 003_001_003_image_ernaehrungstagebuch.jpeg
https://upload.wikimedia.org/wikipedia/commons/d/df/Diary_of_Benjamin_Bennett_Briggs%2C_1849_%2822863%29.jpg

Date:	1849	**par:**	Fæ
Artiste:	Briggs, Benjamin, fl. 1873-1879	**License:**	Public domain

[i36] - 003_001_003_image_gemuese.jpeg
https://upload.wikimedia.org/wikipedia/commons/9/97/Child_working_selling_vegetables_in_downtown_Maracaibo.jpg

Date:	2013-03-16	**par:**	Wilfredor
License:	CC0		

[i37] - 003_001_003_image_vollkornbrot.jpeg
https://upload.wikimedia.org/wikipedia/commons/6/6d/Freshippo_whole_wheat_soft_bread.jpg

Date:	2024-07-01	**par:**	Fumikas Sagisavas
License:	CC0		

[i38] - 003_001_003_image_weissbrot.jpeg
https://upload.wikimedia.org/wikipedia/commons/9/90/White_sandwich_bread.jpg

Date:	2020-12-29	**par:**	Wiki Farazi
License:	Public domain		

[i39] - 003_001_003_image_mischbrot.jpeg
https://upload.wikimedia.org/wikipedia/commons/9/9f/Tunafish_mixed_with_a_little_yogurt_on_German_three_grain_bread%2C_plus_mustard%2C_black_pepper%2C_and_capers_-_Massachusetts.jpg

Date:	Taken	**par:**	Daderot
License:	CC0		

[i40] - 003_002_002_image_bauchschmerzen.jpeg
https://upload.wikimedia.org/wikipedia/commons/b/b5/Abdominal_pain.jpg

Date:	2010-12-07	**par:**	Robystarm07
License:	CC0		

[i41] - 003_003_001_image_transfette.jpeg
https://upload.wikimedia.org/wikipedia/commons/d/d4/Avoiding_Trans_Fat.png

Date:	2015-06-11	**par:**	Reginarolague
Artiste:	The U.S. Food and Drug Administration	**License:**	Public domain

[i42] - 003_003_003_image_darmmotilitaet.jpeg
https://upload.wikimedia.org/wikipedia/commons/c/ce/Giardia_muris_trophozoite_SEM_11643.jpg

Date:	2000	**par:**	Raeky
Artiste:	CDC/ Dr. Stan Erlandsen	**License:**	Public domain

[i43] - 003_003_003_image_zwischenmahlzeit.jpeg
https://upload.wikimedia.org/wikipedia/commons/a/a1/Snack-Les-Super-Minis.png

Date:	2025-01-12	**par:**	DrewKllr
License:	CC0		

[i44] - 004_001_001_image_vitamin_b12.jpeg
https://upload.wikimedia.org/wikipedia/commons/2/2e/Vitamin_B12_capsule.jpg

Date:	2019-07-10	**par:**	Épine
License:	CC0		

[i45] - 004_001_002_image_magnesium.jpeg
https://upload.wikimedia.org/wikipedia/commons/d/dd/Magnesium.jpg

Date:	2007-05-23	**par:**	Renamed user EUgxCtTxPS
Artiste:	Maral10	**License:**	Public domain

[i46] - 004_001_002_image_zink.jpeg
https://upload.wikimedia.org/wikipedia/commons/2/27/Zinc-sample.jpg

Date:	2007-05-16	**par:**	Materialscientist
Artiste:	Ben Mills	**License:**	Public domain

[i47] - 004_001_003_image_darmschleimhaut.jpeg
https://upload.wikimedia.org/wikipedia/commons/f/fe/Histopathology_of_intestinal_spirochetosis.jpg

Date:	2022-09-01	**par:**	Mikael Häggström
License:	CC0		

[i48] - 004_001_003_image_selen.jpeg
https://upload.wikimedia.org/wikipedia/commons/e/e0/Selen_1.jpg

Date:	2006-03	**par:**	Lambdadra
Artiste:	de:User:Tomihahndorf	**License:**	Public domain

[i49] - 004_002_001_image_intestinale_mikrobiota.jpeg
https://upload.wikimedia.org/wikipedia/commons/6/6c/Bacteroides_biacutis_01.jpg

Date:	2007-03-29	**par:**	Angusmclellan
Artiste:	US gov	**License:**	Public domain

[i50] - 004_002_001_image_zytokine.jpeg
https://upload.wikimedia.org/wikipedia/commons/d/d5/IL13_Solution_Structure.rsh.png

Date:	2006-10-12	**par:**	Sedmic
Artiste:	Ramin Herati	**License:**	Public domain

[i51] - 004_002_003_image_eiseniisulfat.jpeg
https://upload.wikimedia.org/wikipedia/commons/a/ab/Iron%28II%29-sulfate-heptahydrate-sample.jpg

Date:	16 May 2007	**par:**	Benjah-bmm27
License:	Public domain		

[i52] - 004_003_001_image_uebelkeit.jpeg
https://upload.wikimedia.org/wikipedia/commons/7/71/Nausea_figure.jpg

Date:	2016-09-29	**par:**	Ecno1026
Artiste:	Wolfgang Claussen	**License:**	CC0

[i53] - 004_003_002_image_milchprodukte.jpeg
https://upload.wikimedia.org/wikipedia/commons/0/00/%D0%A0%D1%96%D0%B7%D0%BD%D1%96_%D0%B2%D0%B8%D0%B4%D0%B8_%D0%BC%D0%BE%D0%BB%D0%BE%D1%87%D0%BD%D0%B8%D1%85_%D0%BF%D1%80%D0%BE%D0%B4%D1%83%D0%BA%D1%82%D1%96%D0%B2_%D1%83%D0%BA%D1%80%D0%B0%D1%97%D0%BD%D1%81%D1%8C%D0%BA%D0%BE%D0%B3%D0%BE_%D0%B2%D0%B8%D1%80%D0%BE%D0%B1%D0%BD%D0%B8%D1%86%D1%82%D0%B2%D0%B0.jpg

Date:	2016	**par:**	Kittycataclysm
Artiste:	Віктор Ходєєв	**License:**	Public domain

[i54] - 004_003_002_image_muedigkeit.jpeg
https://upload.wikimedia.org/wikipedia/commons/e/e3/Fatigue2.jpg

Date:	13 October 2012	**par:**	Fel23
Artiste:	geralt	**License:**	CC0

[i55] - 004_003_003_image_ernaehrungsprotokoll.jpeg
https://upload.wikimedia.org/wikipedia/commons/6/68/Diary_of_Benjamin_Bennett_Briggs%2C_1849_%2822868%29.jpg

Date:	1849	**par:**	Fæ
Artiste:	Briggs, Benjamin, fl. 1873-1879	**License:**	Public domain

[i56] - 005_001_002_image_mineralstoffe.jpeg
https://upload.wikimedia.org/wikipedia/commons/7/72/Minerals.jpg

Date:	2006-03-11	**par:**	Gap
Artiste:	United States Geological Survey	**License:**	Public domain

[i57] - 005_001_002_image_obst.jpeg
https://upload.wikimedia.org/wikipedia/commons/e/e0/Citrus_fruits.jpg

Date:	2005-01-15	**par:**	MarkSweep
Artiste:	Scott Bauer, USDA	**License:**	Public domain

[i58] - 005_001_003_image_mahlzeit.jpeg
https://upload.wikimedia.org/wikipedia/commons/f/f1/Food-healthy-meal-morning_%2824325073315%29.jpg

Date:	2014-07-01	**par:**	Vanished Account Byeznhpyxeuztibuo
Artiste:	www.Pixel.la Free Stock Photos	**License:**	CC0

[i59] - 005_002_001_image_auto.jpeg
https://upload.wikimedia.org/wikipedia/commons/c/c0/A_Brouhot_car_in_Paris%2C_1910.jpg

Date:	1910	**par:**	Infrogmation
Artiste:	Alexandre Louis	**License:**	Public domain

[i60] - 005_002_002_image_kuehlschrank.jpeg
https://upload.wikimedia.org/wikipedia/commons/9/92/Hallstrom_refrigerator_advertisement_%28The_Australasian%2C_12_Oct_1935%2C_page_55%29.jpg

Date:	1935-10-12	**par:**	TrimmerinWiki
Artiste:	Unknown illustrator and typesetter. Published in The Australasian (Melbourne) 12 October 1935, Page 55	**License:**	Public domain

[i61] - 005_002_003_image_nuesse.jpeg
https://upload.wikimedia.org/wikipedia/commons/a/ae/Pecans%2C_hazelnuts%2C_walnuts%2C_almonds%2C_Brazil_nuts_on_a_table_with_logs_2.jpg

Date:	2016-12-22	**par:**	Baileynorwood
License:	CC0		

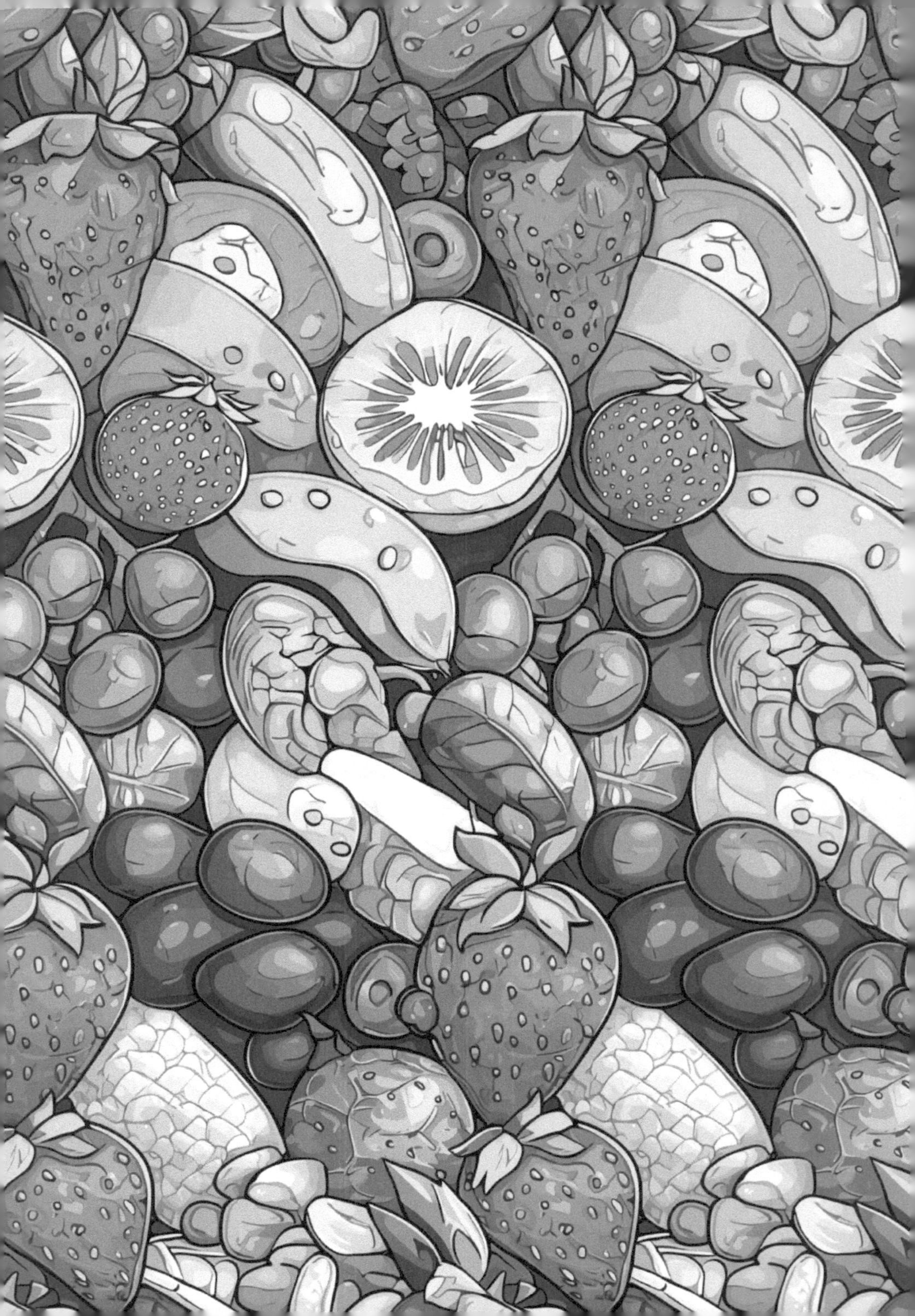

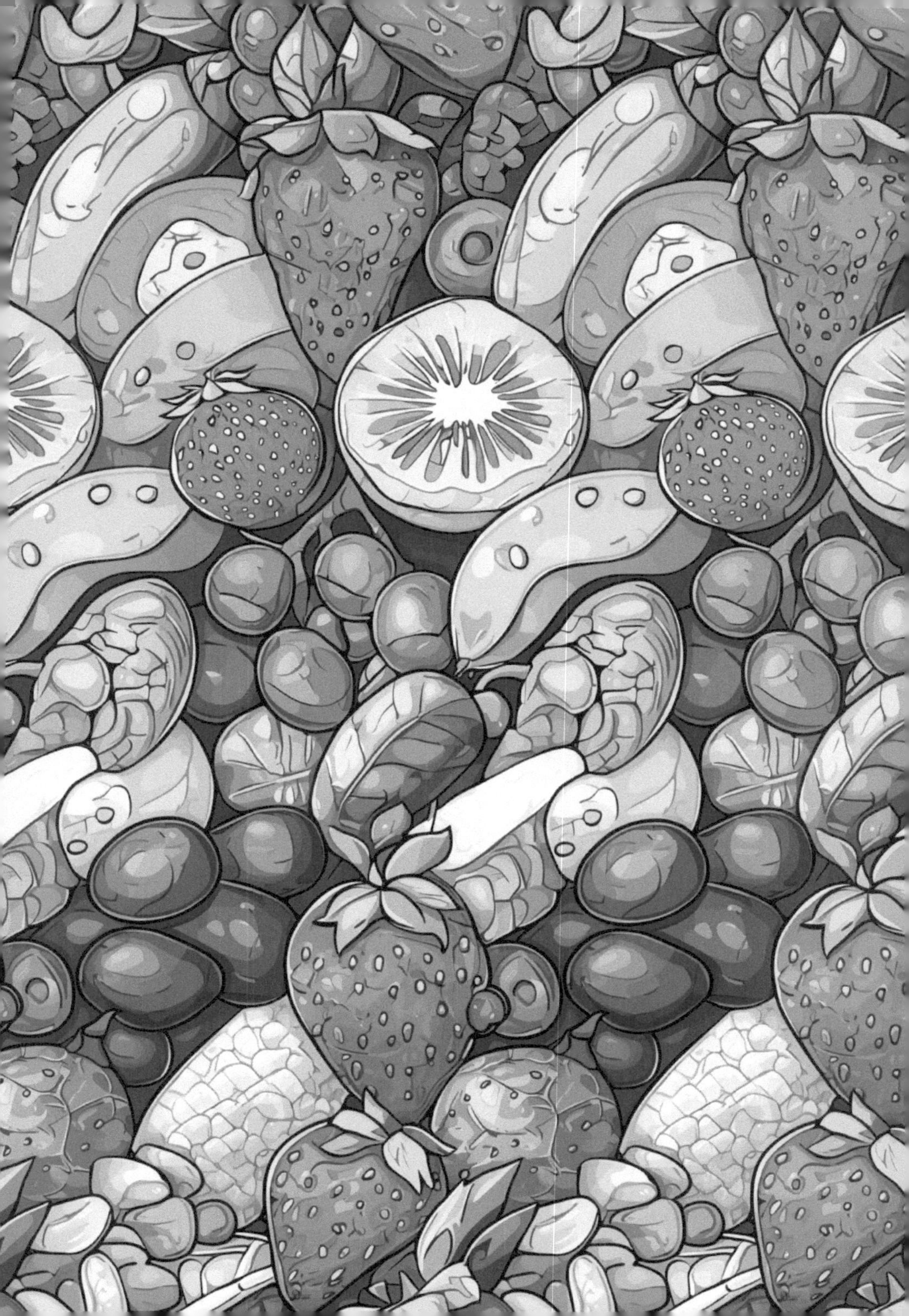

FSC
www.fsc.org
MIX
Papier | Fördert
gute Waldnutzung
FSC® C083411

Kolibri 360 GmbH
Ferdinand-Jühlke-Straße 7
99095 Erfurt, Deutschland
produktsicherheit@kolibri360.de